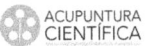
ACUPUNTURA
CIENTÍFICA

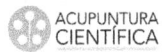
ACUPUNTURA
CIENTÍFICA

Auriculoterapia

Prof. Juan Pablo Moltó Ripoll

Ediciones PNA

Datos de autor:
1º Edición 2023
© derechos de edición y autor reservados. Juan Pablo Moltó Ripoll. 21663675K
www.iicmi.com
© Juan Pablo Moltó Ripoll
Diseño de edición equipo de PNA.
ISBN: 9798386433680
Sello: Independently published

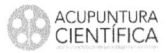
ACUPUNTURA
CIENTÍFICA

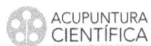
Capítulo 1. La Auriculoterapia

Introducción.

No se sabe muy bien cuando se empezó a practicar la técnica de estimulación de la oreja con fines terapéuticos se piensa que fue sobre el 5000 a.C, para ello al igual que con la acupuntura corporal se empezó a usar huesos de animales. Las agujas de hueso son instrumentos que requieren una gran precisión en su manufactura. Se realizaban a partir de huesos o de astas y eran pulidos por fricción con piedras hasta que se obtenía la forma apropiada.

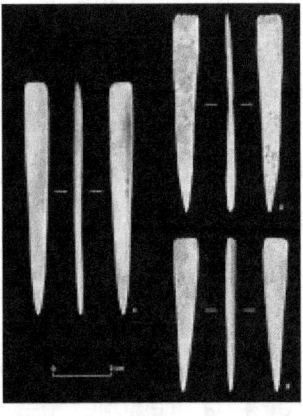

Más adelante se empezó a utilizar metales, se sabe que el oro se usaba como material estimulante y la plata como sedante.

La Auriculoterapia que podemos entenderla como un microsistema de la acupuntura sistémica[1] comienza su historia en la antigua China cuando Hoang Ti Nei Kug comenzó a describirla en el Tratado de Medicina del Emperador Amarillo. Podemos decir que sobre 475 años a.C. se decía que los meridianos corporales estaban directamente conectados con la oreja de una forma directa o indirectamente. En el libro Brocado de Seda ya se habla de los canales auriculares. Hay que decir que el estímulo de la oreja con fines terapéuticos no solo se da en China de hecho por eso años en Egipto, Grecia y Roma 400 años a.C., los

---

[1] La acupuntura comienza a conocerse mundialmente desde del siglo XVI a través de los Jesuitas, pero recién en el siglo pasado es que adquiere mayor difusión cuando en 1927, regresa de China George Soulié de Morant, cónsul francés en Pekín, fundador en París de la Sociedad Internacional de Acupuntura. Por medio de los médicos que trabajaron con él, esta técnica milenaria se difunde en el mundo occidental.

antiguos médicos como Hipócrates y Galeno recomendaban el uso de anillos y otras formas de estimulación para varios problemas, particularmente para los desórdenes sexuales y menstruales. Explicaban que el sangrado tras la oreja alteraba el líquido seminal y que podía ser probable causa de esterilidad. En Medicina China la oreja pertenece al riñón (Agua) y de algún modo está en relación con la esencia (semen). En Persia 200 años A. C, curaban la lumbociatalgia por medio de cauterizaciones en la oreja, técnica que aún se sigue realizando por muchos curanderos.

Podemos decir que la auriculoterapia llega a occidente sobre el 1500, la compañía holandesa del este de la India realizaba comercios con la China, llevaron la acupuntura de regreso a Europa, incluyendo el uso de la Auriculopuntura. Y una de las acciones que más se popularizo en 1637 fue el tratamiento de la ciática a través de quemaduras, hecho que llevo a la fama al Dr. Zacutus Lusitanus, de nacionalidad portuguesa. Ya en el renacimiento se fue haciendo famosa esta técnica. Valsalva en 1717, en su obra «De Aure Humana Tractus» localiza las regiones de la oreja, para la cauterización de la misma enfermedad. Asimismo, informa sobre la estimulación auricular para dolores de muelas. Como podemos comprobar la Auriculoterapia se hizo famosa como técnica analgésica.

Podemos encontrar ya en fechas como en el 400 a.C la existencia de libros de medicina china que consideran la oreja algo más que un simple apéndice del cuerpo ven en ella el reflejo con todo el cuerpo, lo que hoy llamamos microsistemas, es decir, sistemas enteros dentro de otros sistemas más grandes, atendiendo a la ley de infinita divisibilidad del yinyang[2].

Es un **procedimiento terapéutico y de evaluación** que usa exclusivamente la oreja para ejercer sus funciones, por lo tanto, es un buen **complemento** de la acupuntura clásica, últimamente está teniendo mucho éxito en el campo de la anestesia, y está haciendo que muchos médicos la utilicen solo con este fin, solo el anestésico.

---

[2] Juan Pablo Moltó (2020) Medicina tradicional china. Ediciones PNA (Amazon)

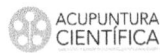
Podemos ver cada vez más referencia en revistas técnicas a comentarios como el siguiente:

> <<Cada vez más médicos aplican Auriculoterapia para la anestesia acupuntural durante las operaciones quirúrgicas y, por supuesto, el proceso postoperatorio se hace más rápido.>>

Relación de la oreja con el entramado meridional.

Según los tratados antiguos de una manera u otra todos los meridianos conectan con la oreja, ya sea directamente o a través de sus colaterales, esto es pues de vital importancia, ya que éste hecho la convierte en un buen sitio para diagnosticar y tratar todo lo referente a los zang-fu, y sus dolencias.

Puntos meridianos de la Acupuntura en el cuerpo humano

Anatomía descriptiva de la superficie de la oreja.

Descripción general

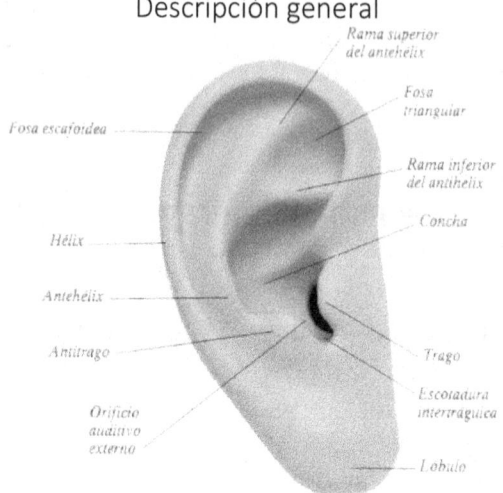

A nivel vascular

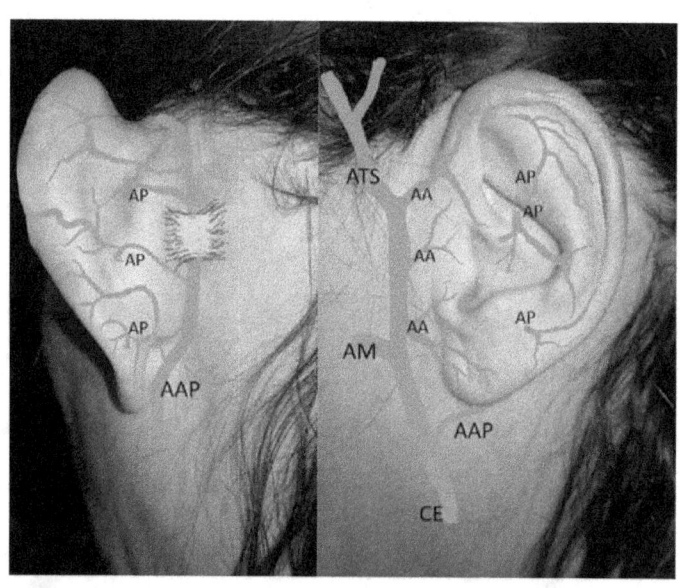

Esquema de la anatomía de la oreja y sus principales zonas anatómicas. Vascularización arterial del pabellón auricular: arteria auricular posterior (AAP) y sus ramos perforantes (AP). Carótida externa (CE), arteria maxilar (AM), arterias auriculares anteriores (AA), arteria temporal superficial (ATS).

A nivel inervación

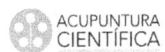

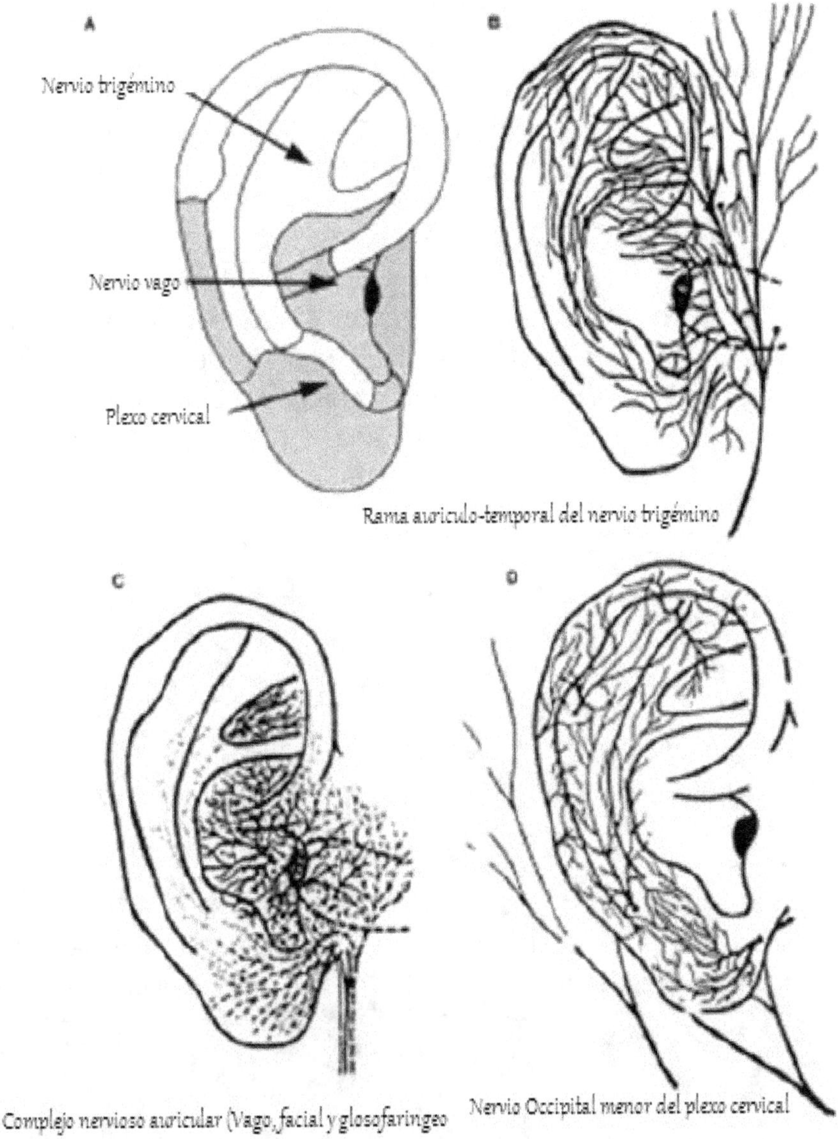

A

Nervio trigémino

Nervio vago

Plexo cervical

B

Rama auriculo-temporal del nervio trigémino

C

Complejo nervioso auricular (Vago, facial y glosofaringeo

D

Nervio Occipital menor del plexo cervical

Material que se usa en este microsistema.

El material para usar en este microsistema es:

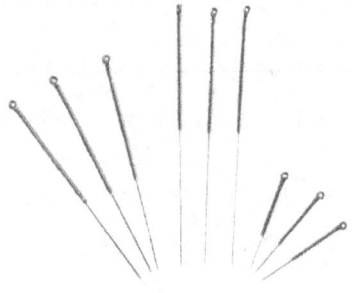

Agujas filiformes; Para el tratamiento en consulta las agujas serán un poco más finas que las de acupuntura corporal, y menos largas para que no queden colgando una vez insertadas.

Chinchetas; Estas son las chinchetas más usadas, se suelen dejar puestas en la oreja del paciente como apoyo a la terapia acupuntural, una vez colocadas se tapan con un esparadrapo.

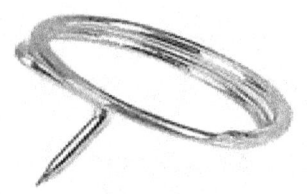

Sem illas; pod emos observar las semillas que normalmente son semillas de artemisa, se usarán igual que las chinchetas, pero su efecto es menos potente, se utilizan sobre todo en niños.

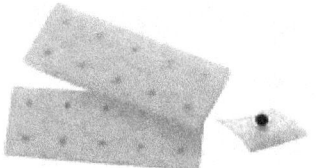

Lancetas o agujas de tres puntas; estos modelos de aguja estarán indicados para hacer sangran diferentes puntos de la aurícula.

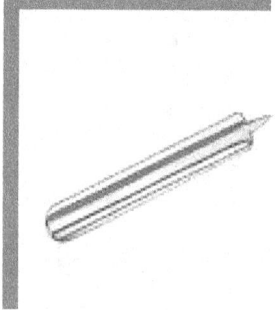

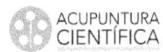

Chinchetas francesas, ASP; Hay que tener especial cuidado con ellas, son las mejores a la hora de conseguir fuertes estímulos terapéuticos. Están formadas por dos partes; el inyector, tubo blanco y la chincheta, si nos fijamos la chincheta es de un calibre mucho mayor que una aguja o una chincheta convencional, es como un arpón, cuando se

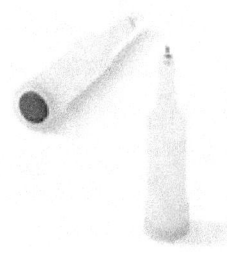

introduce en la oreja suele ser doloroso, por ello aconsejo que los pacientes tomen aire y que cuando lo saquen entonces en ese preciso momento la insertamos.

Al ser una inserción agresiva es necesaria máxima higiene en la superficie de la oreja, es posible la infección, una vez insertada le damos el tubo blanco al paciente, pues en la base tiene un imán que tiene que pasarse de vez en cuando por la base del arpón, y así activar el punto.

Aparatos eléctricos: En este microsistema podemos usar aparatos para la detección de los puntos, e incluso podemos estimular con ellos los puntos auriculares:

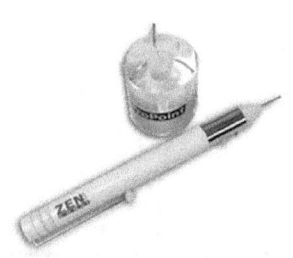

Podemos encontrar desde el busca-puntos, el láser y la electroestimulación.

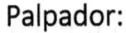

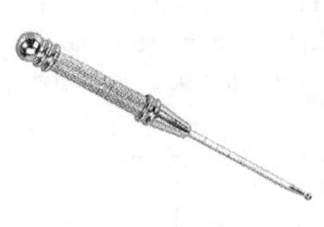

Palpador:
Particularmente este es el sistema es con diferencia el más barato y efectivo, este simple utensilio tiene dos partes, por un lado, tenemos el punzón, que es lo que utilizamos para buscarlos puntos con presión homogénea en cada punto, pues nos permite hacer lamisma presión en todos los puntos, y por otro lado tenemos una bola de acero que nos

permite explorar mejor el pabellón auricular.

Aguja flor de ciruelo; esta aguja o mejor dicho martillo es muy usado en la acupuntura tradicional, en la auriculoterapia usaremos el lado que tiene las agujas unidas, y se utilizara para golpear ciertos puntos auriculares, como veremos más adelante.

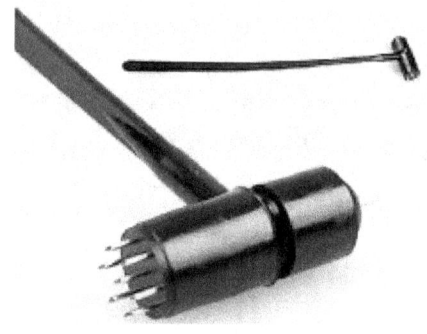

Principios del tratamiento.

La inspección.

La inspección de la oreja comenzará siempre con un examen cuidadoso del pabellón auricular, con el fin de observar alteraciones superficiales tales como malformaciones en el relieve de la oreja, lesiones cutáneas puntiformes, anomalías vasculares, acondroplastias. Todas estas lesiones pueden tener un valor de localización, algunos autores han podido demostrar, por ejemplo:

<<Si tiene abundante tejido celular subcutáneo en la oreja estas personas tienden a sufrir enfermedades por exceso, si no lo tienen, estas personas tienden a sufrir enfermedades por déficit o vació>>.

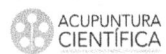
<<Relación entre las anomalías de la zona superior de la concha y las manifestaciones renales>>.

<< La presencia de una zona edematosa, indica una perturbación funcional en la región u órgano correspondiente de la columna vertebral, si está lisa pude sugerir una crisis sacro lumbalgia, pero la cronicidad de esta, estrechamiento vertebral, o hernia discal arroja malformación del cartílago a este nivel>>.

<<Puede haber humedad, sequedad o flema. La humedad y la grasa nos habla de exceso de flema frecuentemente en la obesidad, mientras que la sequedad disminución del Jinye (líquidos corporales) el cual puede deberse a Xu[3] de Yin o Xu de Xue (vació de Yin o sangre)>>.

<< Con respecto al color; el violáceo, nos habla de estasis Xue, si es hipocrómica, nos habla de vació o frío, rojo o rubicundo nos habla de calor, el grisáceo o pardo incluyendo los lunares, nos habla de posibilidades de tumoraciones>>.

Etc... Como podemos ver en estas citas extraídas de diferentes libros no hablan del poder de la observación de esta.

El Shi o el Xu (exceso o la insuficiencia):

Nuestro empeño será la búsqueda de los puntos dolorosos ya sea con un sensor manual o mediante la detección eléctrica de los puntos de menor resistencia eléctrica.

Las causadas por shi son por lo general: inflamaciones, dolores, traumas, dolores posquirúrgicos etc ... se reflejan como puntos sensitivos de dolor o puntos de menor resistencia eléctrica.

En cambio, las enfermedades crónicas o Xu, se expresan principalmente en manchas, tubérculos, escamas, lucidez o sequedad en la de los puntos.

Podemos decir que hay tres métodos de observación:

---

[3] Xu = Vacío: Shi = Exceso.

- Detección eléctrica.
- Detección sensitiva, (punzón de presión)
- Detección visual, debido a que la plenitud de energía produce incremento de la vascularización.

El proceder con los tres métodos:

En primer lugar, debemos tener una hoja de diagnóstico auricular con una fotografía por ejemplo la siguiente nos servirá para este fin.

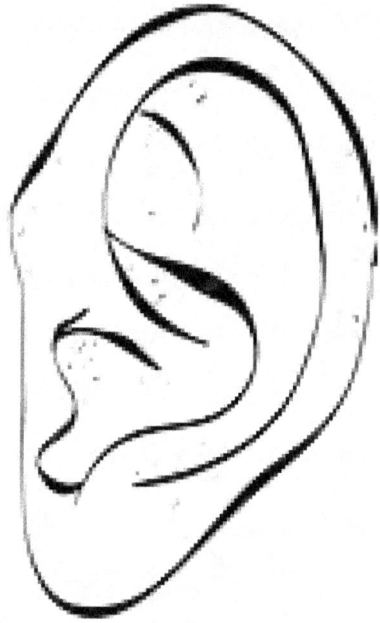

En ella iremos apuntando todas las deficiencias que encontremos.

En la detección eléctrica como hemos dicho procederemos a una limpieza profunda y luego procederemos a pasar sensor del aparato, allí donde la intensidad del ruido aumente sabremos que es el punto, decir que otros sistemas son lumínicos, por lo tanto, haremos caso a la luz.

Detección sensitiva ver la explicación dada en su apartado.

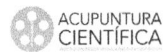

Detección visual, para ello utilizaremos una luz que sea lo suficiente potente como para atravesar el cartílago auricular, y a través de él observaremos las congestiones venosas, que muchas veces nos indicaran un cuadro de síndrome Bi[4] por estasis de Xue.

Por ello el buen terapeuta irá adjuntando en una hoja de evaluación las informaciones que sean extraídas con este método de exploración.

---

[4] Síndrome Bi es un síndrome doloroso.

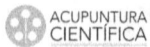
Capítulo 2. La técnica.

Tendremos varios métodos de abordaje:

- Estimulación con aguja.
- Dejando agujas implantadas, semillas, bolas etc...
- Terapia con aguja de tres puntas.
- Terapia con aguja flor de ciruelo.
- Moxibustión
- Electro-estimuladores.
- Inyectando medicamentos.
- Terapia magnética.
- Terapia con láser.
- Cauterizando el punto.

Aguja.

Se usan generalmente aguja tipo "chincheta" o agujas filiformes, podemos usar también semilla e imanes, luego de marcar el punto con el explorador se limpia la zona con un algodón y alcohol al 75% y se procede a insertar la aguja en la depresión hecha con el instrumento empleado, sin que la aguja traspase el cartílago. Una vez colocada la aguja se moviliza con el fin de obtener una reacción por parte del paciente.

El tiempo de permanencia de la aguja en la oreja se determina por el estado de la enfermedad:

- Tonificación de 10-15 minutos,
- Sedación de 20 minutos a 72 horas o colocar una chincheta o similar durante 4 días y descansar 3 días para repetir el ciclo.

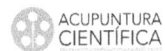
Chincheta o grano implantado.

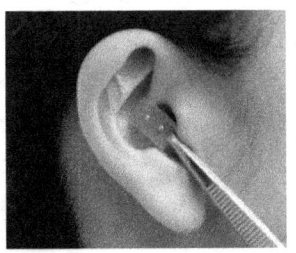

Si usamos una chincheta o semilla, el propio paciente se apretará o estimulará la chincheta o la semilla, varias veces al día para lograr un mayor efecto. Si duele mucho o se inflama la zona donde está insertada la aguja, se debe retirar y luego limpiar la zona con alcohol. Podemos usar las ASP antes citadas. En relación con la duración del tratamiento, no hay tiempo límite definido para cada enfermedad, dependerá de la evolución de cada paciente que regularmente oscila entre 4 y 12 semanas pudiendo acortarse o prolongarse según el caso.

Terapia con la aguja de tres puntas.

Estabilizar el área del punto de la oreja con los dedos índice, pulgar y corazón de la mano izquierda. Sujetar el mango de la aguja con los dedos pulgar e índice de la mano derecha, mientras se mantiene la yema del dedo corazón estrechamente pegada a la parte inferior del cuerpo de la aguja, y después aplicar el pinchazo en la zona rápidamente, a unos. 2 a 4 mm de profundidad en el punto esterilizado, y retirar la aguja de inmediato. Después apretar con suavidad la piel alrededor del agujero para extraer 2 o 3 gotas de sangre. Luego, presionar el agujero con una bola de algodón esterilizado.

Una alternativa sería pinchar en ese lugar ligeramente, a unos 2 mm de profundidad en el punto, sin producir sangrado.

La función es disipar el calor y desintoxicar; activar el flujo de la sangre y eliminar la hinchazón; eliminar el calor y renovar; enriquecer la sangre y tranquilizar; y detener el picor y las convulsiones infantiles.

Esta técnica tiene que ser precisa, haremos lo siguiente:

a.) Pinchar en el área seleccionada rápida, suave y superficialmente. Evitar el excesivo sangrado, y el daño en los grandes vasos sanguíneos.

b.) En ningún caso se debe pinchar a quienes tienen constitución débil y a los propensos al sangrado.

Terapia con la aguja flor de ciruelo.

Estabilizar la oreja con los dedos pulgar, índice y corazón de la mano izquierda; sujetar el mango de la aguja con la mano derecha y golpear suavemente con la punta más pequeña de la cabeza de la aguja en el punto auricular esterilizado.

a.) Golpear con un movimiento flexible de la muñeca.

b.) Golpear verticalmente sobre la superficie de la piel.

c.) Golpear un poco más fuerte en personas de constitución fuerte, pero suave en quienes tienen constitución débil.

Este método consigue la mayor eficacia en las neurosis, asma, dolor, cardenales, etc.

Precauciones.

a.) Las puntas de las agujas deben ser uniformes y libres de cualquier gancho.

b.) El movimiento flexible de la muñeca debe ser firme, suave y exacto.

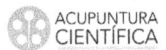
c.) No está permitido en quienes padecen problemas de piel.

d.) Es necesaria una esterilización rigurosa.

Moxibustión aplicada en los puntos auriculares.

Esta terapia permite calentar los meridianos, expulsar el frío, ajustar las funciones fisiológicas, y favorecer el metabolismo y la inmunocompetencia endocrina y corporal.

Moxibustión con puros de moxa.

Aplicar un palito de moxa encendido de 2 cm sobre el punto seleccionado, y mantenerlo inmóvil hasta obtener una sensación de calor moderado y que la piel se ponga roja y húmeda.

Para un tratamiento se deben seleccionar de 1 a 3 puntos. Cada punto es tratado durante de 5 a 10 minutos.

Moxibustión "Picotazo de Gorrión".

Cuando se aplica este método, el puro de moxa encendido se mantiene a 2 cm por encima del punto auricular, y después se roza repetida y rápidamente hasta que en la zona se siente una sensación de calor moderado o se pone roja y húmeda.

Para un tratamiento se seleccionan de 1 a 3 puntos. Cada punto se trata durante 5 a 10 minutos. Este método es adecuado para quienes tienen orejas insensibles.

Moxibustión tipo "Planchado"

Sujetar un puro de moxa encendido a 2 cm por encima del punto de la oreja, y moverlo de un lado a otro como si se planchara una prenda de ropa, hasta que en la zona aparece una sensación de calor moderado, se pone roja y húmeda.

Un tratamiento dura de 5 a 10 minutos. Este método es aplicable a quienes padecen eccema auricular e inflamación del cartílago auricular.

Electro-estimuladores.

En la aurícula también se pueden usar los electro-estimuladores, se usan puntos pares y se procede según las características del sistema utilizado.

Píldoras en puntos de auriculoterapia.

Este apartado es un tanto polémico y depende del país se podrá realizar o no, hoy en día es común hacer infiltraciones en puntos de acupuntura con homeopatía, "homeosinatria", con buenos resultados, me voy a limitar a describir la técnica del Dr Zhao Jianqi que dio en su conferencia celebre en 1972. Muchos médicos de China emplean la terapia de píldoras adhesivas en lugar de la acupuntura auricular. Esta terapia tiene un efecto continuo sobre el paciente, sin producir ningún dolor. Por tanto, también es aplicable a los niños

Técnica.

Pegar una píldora del tamaño de un grano de arroz al punto auricular seleccionado, con una cinta adhesiva de 0.5 cm2.

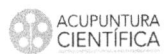
Antes de la operación, esterilizar la oreja con una bola de algodón al 75%. La esterilización ayuda a eliminar el aceite y la suciedad y facilita el pegado.

Elección de la pastilla concreta.

Semilla de Vaccaria:

La pastilla de semilla de Vaccaria se emplea para activar el flujo de sangre y Qi en los meridianos, y está indicada en la angiocardiopatía, y las enfermedades digestivas y ginecológicas. Debe aplicarse con mucho cuidado a las mujeres embarazadas.

Semilla de Mostaza blanca:

La píldora con semilla de mostaza blanca se emplea para calentar el pulmón y dispersar las flemas, y para facilitar la circulación del Qi y eliminar la obstrucción. Se utiliza principalmente para las enfermedades respiratorias.

Indicaciones.

La terapia con pastillas adhesivas puede tratar una variedad de enfermedades de la medicina interna y quirúrgica, pediátricas, ginecológicas y de los ojos, oídos, nariz y garganta. Es especialmente eficaz para neurosis, anorexia infantil, indigestión, dolor en la parte baja de la espalda y piernas, enfermedad cardiaca coronaria, miopía juvenil, estreñimiento, piedras en la vesícula, asma, ciática, etc.

Precauciones.

a.) Se le dice al paciente que masaje la zona con el adhesivo 3 o 4 veces al día, durante 1 o 2 minutos cada vez. Diez veces constituyen un ciclo, y se debe cambiar el punto de la oreja cada 3 o 5 días.

b.) Pedir al paciente que evite mojar la cinta adhesiva cuando se lave la cara o se moje.

c.) La terapia con píldoras adhesivas no debe aplicarse en ningún caso a quienes padecen sabañones en las orejas.

Inyectando medicamentos o insertándolos

Esta terapia se adopta para tratar enfermedades por medio de la estimulación mecánica y el efecto químico de los medicamentos. Intenta ajustar las funciones del cuerpo y aumentar la resistencia corporal.

Manipulaciones.

Tras la esterilización habitual de la oreja, hacer una incisión en la superficie de la piel del punto auricular seleccionado, superficialmente, con un escalpelo. El corte es de unos 2 o 3 mm de largo, pero no profundo.

Extender la pasta de medicamentos preparada, del tamaño de un grano de arroz, sobre la superficie del corte, y después fijarla con una cinta adhesiva.

También es posible realizar el corte sin ninguna pasta de medicamentos.

Se lleva a cabo este procedimiento cada 5 días. De 3 a 5 operaciones constituyen un ciclo. Como alternativa, se puede realizar un corte en

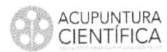
una oreja, y después en la otra oreja, cada dos días.Tener cuidado por las posibles infecciones.

Pasta de medicamentos adhesiva.

Pasta de jengibre y pimienta:

Preparar una pasta con 4 partes de jengibre fresco molido y una parte de pimienta molida, después mantenerlo en una botella esterilizada, listo para su uso. La pasta consigue calentar el Jiao medio y dispersar el frío.

Pasta de "5 medicamentos blancos":

Preparar una pasta o un pedazo de cinta adhesiva con gusanos de seda, semilla de mostaza blanca, thyphonium gigantum tuber, pimienta blanca, y serpiente agkistrodon acutus, todos ellos molidos.

Pasta de jengibre y ricino:

Preparar una pasta con medio jengibre fresco y media semilla de ricino descascarillada, más un poco de borneol, después guardarlo en una botella esterilizada, listo para usar.

Pasta de pimienta y ajo:

Preparar una pasta con 2/3 de ajo de piel violeta pelado y machacado y 1/3 de pimienta molida. Removerlo bien y guardarlo en una botella sellada, listo para usar.

Precauciones.

a.) Se necesita una esterilización estricta para evitar la infección.

b.) Esta terapia no es adecuada para tratar a las mujeres embarazadas y los pacientes con infección y sabañones.

Indicaciones.

Granos, forúnculos, cloasma, tiña, parálisis facial, herpes zoster y artralgia.

Terapia magnética en los puntos de la oreja.

Esta terapia se emplea para tratar enfermedades mediante el efecto del campo magnético sobre el punto auricular. Ninguna criatura viviente de la tierra puede existir o crecer sin ser influido por el campo magnético. Se asume que el punto de acupuntura es el foco del campo magnético, y también el lugar del cuerpo humano para la transmisión magnética a lo largo de los meridianos y colaterales.

Materiales.

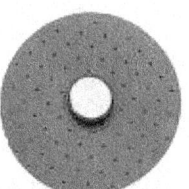

a.) Bola de acero imantada:

El diámetro de la bola debe de ser de 1 mm, de 1.5 mm o de 3 mm, y la intensidad magnética en la superficie de la bola debe ser de 500 GS.
b.) Lámina de acero imantada:

La lámina debe ser de 5 a 10 cm de largo, de 3 a 5 mm de ancho, y de 1 a 2 mm de grueso, con forma de rectángulo o de tira.
c.) Aguja intradérmica imantada.

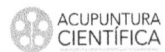
Manipulaciones.

a.) Método de adhesión directa.

La bola o tira imantada se adhiere al punto auricular igual que la píldora en el método de píldora adhesiva. O se adhieren dos bolas o tiras imantadas a los puntos de ambos lados de la oreja, haciendo que la línea magnética atraviese el punto.

Se puede hacer la adhesión en ambos oídos a la vez o en cada uno de ellos alternativamente. Las tiras magnéticas pegadas no deben ser más de dos. El máximo número de bolas imantadas pegadas es de 4.

b.) Método de adhesión indirecta.

Envolver la bola(s) o tira(s) imantadas en una capa delgada de algodón absorbente, y después pegarlas al punto auricular.

c.) Método de la aguja intradérmica imantada.
Para los detalles, ver por favor la sección sobre la aguja intradérmica.

Funciones e indicaciones.

La penetración de la línea magnética en los órganos del cuerpo tiene como función calmar la mente alimentando la sangre, expulsar el viento y detener el picor, activar la circulación de la sangre, amortiguar el dolor, aliviar la tos y el asma.

a.) El campo magnético activa ciertos enzimas y cambia el estado de excitación del cuerpo humano

b.) Como se sabe por experimentos, el campo magnético puede matar a algunos microorganismos, por ejemplo, bacillus coli, staphylococcus aureus y hemolytic streptococcus.

c.) A través del efecto de amplificación biológica se suministra una cura. El punto de acupuntura es el lugar donde actúa el campo magnético, y también la localización del campo magnético en el cuerpo humano. Los meridianos y colaterales son las vías a través de las cuales se trasmite el efecto de amplificación biológica.

d.) El campo magnético emite una débil corriente de electricidad biológica de alta frecuencia, a través de los meridianos y colaterales, para provocar una estimulación positiva en el cuerpo humano.

Indicaciones.

1.) La terapia magnética es aplicable al dolor traumático, neurótico, inflamatorio y cancerígeno.

2.) Se siente dolor porque la neurona terminal está presionada por la exudación inflamatoria y la hinchazón. El campo magnético facilita la circulación de la sangre, y acelera la absorción del exudado inflamatorio.

3.) La terapia sirve para producir hipnosis, alargar el tiempo de sueño y aliviar los espasmos musculares.

4.) Este método tiene un efecto positivo sobre la inflamación crónica y una cierta eficacia sobre la inflamación aguda, debido a que el campo magnético ayuda a mejorar la circulación sanguínea, aumenta la inmunocompetencia corporal, y activa la fagocitosis de los leucocitos.

5.) Descenso de la hinchazón: facilita la circulación sanguínea y ayuda a absorber el exudado.

6.) Descenso de la presión sanguínea: ajuste del funcionamiento de los nervios vegetativos, producción de angiectasia y reducción de la presión en las zonas próximas.

Precauciones.

a.) Del 5 al 10% de los pacientes muestran efectos secundarios negativos, tales como desvanecimientos, vómitos, cansancio,

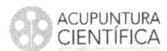
b.) somnolencia, sensación de quemadura en la zona, picor y ampollas. Algunos pacientes sufren palpitaciones, excitaciones e insomnio. Sin embargo, los síntomas desaparecerán inmediatamente o algunos minutos después de la retirada de la bola o tira imantada. No quedan secuelas.

b.) Las bolas y tiras imantadas no deben ser demasiadas ni demasiado grandes.

Terapia con láser en la oreja.

Esta es una nueva terapia que combina la acupuntura auricular con las modernas técnicas de láser. Esta terapia se emplea para tratar enfermedades mediante la estimulación y el efecto calorífico del láser sobre el punto de la oreja.

Se pueden aplicar 1 o 2 tratamientos al día. Un tratamiento dura 5 minutos y 10 tratamientos constituyen un ciclo. El intervalo entre ciclos es de 3 a 5 días.

Hay muchos tipos de instrumentos terapéuticos de láser. La manipulación debe hacerse siguiendo el manual.

Indicaciones.

Trastornos oculares, hipertensión, asma, dismenorrea, arritmia, rinorrea con descargas turbia, aftas, y abandono del tabaco. Se puede combinar esta terapia con la acupuntura corporal.
Es una terapia indolora y aséptica, que no produce ninguna lesión ni efecto secundario. Esta terapia también se puede aplicar a los

ancianos, embarazadas, niños pequeños, personas de constitución débil y asustadas por la punción.

Funciones.

a.) La terapia con láser tiene un efecto calorífico, un efecto sobre la presión, un efecto luminoso, un efecto sobre el campo electromagnético y un efecto de estimulación local.

b.) El aparato de láser produce energía química y eléctrica para ajustar la función de los meridianos y colaterales.

c.) La terapia con láser puede mejorar la inmunidad celular, la inmunidad humoral, la asociación antiinflamatoria, la bajada de la hinchazón, la síntesis de eritrocitos, las funciones endocrinas, los procesos metabólicos, el crecimiento y estimulación de los tejidos y la regeneración de los nervios lesionados.

Cauterización del punto.

Esta es la una de las técnicas que hoy en día gracias a todo lo antes comentado no es ya necesaria, pues si es verdad que la quemadura produce un efecto fuerte y una buena estimulación, hoy por ejemplo con las ASP eso ya no hace falta hacerlo, pues la estimulación con ASP es igual de fuerte que la quemadura, con la ventaja que la zona no queda lesionada ni se hace cicatriz, con lo cual en otro momento lo podemos volver a estimular.

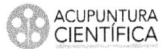

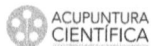
Capítulo 3. Mapas auriculares

Primero hay que decir que la auriculoterapia representa a un feto vuelto boca abajo, a partir de esta posición anatómica se formulara toda la nomenclatura de zonas y puntos.

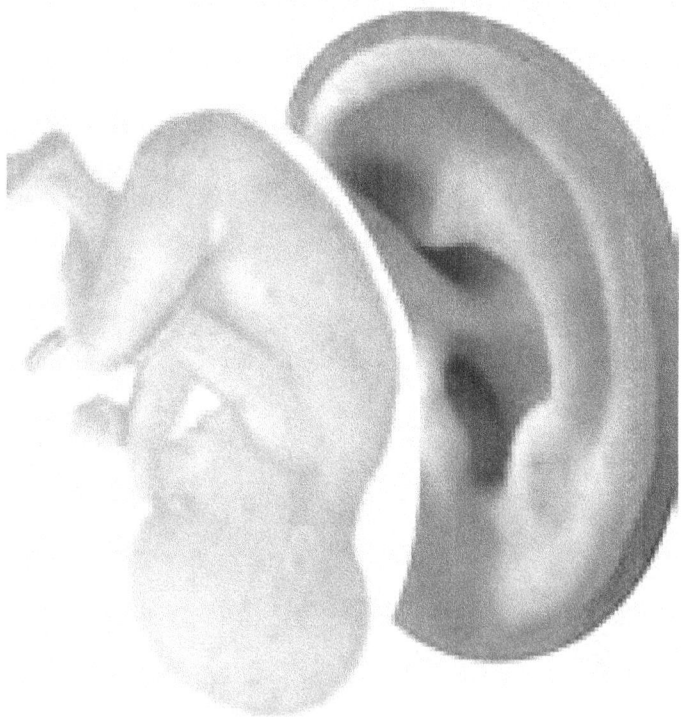

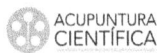
TOPOGRAFIA DE LA OREJA

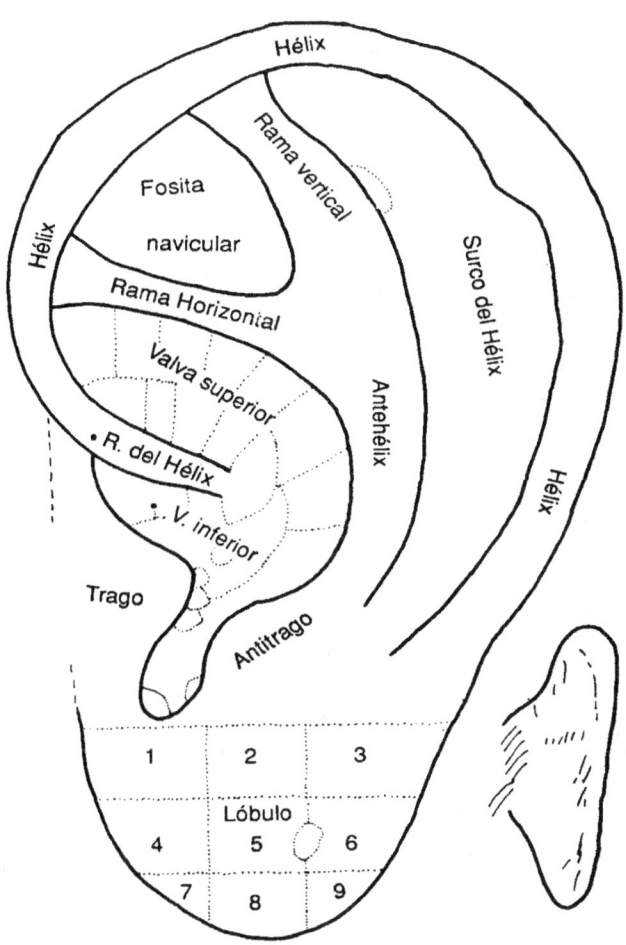

Ahora bien, antes de seguir sería interesante conocer la anatomía topográfica de la oreja. Como podemos observar la oreja tiene varias zonas, en las cuales se situarán todos los puntos de auriculoterapia.

Hélix.
Antehélix
Fosita navicular.
Rama horizontal
Valva superior.
Valva inferior.

Trago.
Antitrago.
Surco del hélix.
Lóbulo.
Parte trasera.

Estas son las zonas que más caracterizan al pabellón auricular.

A continuación, vamos a ir exponiendo de forma parsimoniosa todas las zonas y puntos que se encuentran en el pabellón, pero iremos por grupos de órganos y funciones.

- Zona Lóbulo
- Trago
- Raíz superior del trago.
- Raíz inferior del trago.
- Antitrago.
- Cuerpo antihélix.
- Raíz superior antihélix
- Raíz inferior del antihélix.
- Foseta navicular.
- Hélix.
- Raíz hélix.
- Alrededor de la raíz del hélix.
- Cocha cimba.
- Concha cava.

Lóbulo;

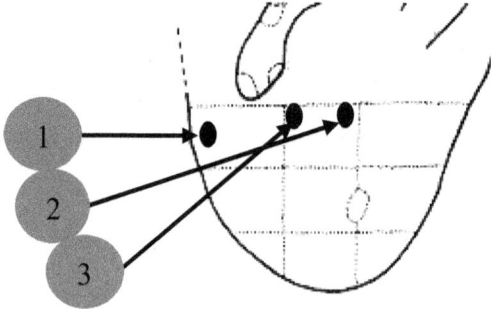

Esta zona está muy relacionada con las funciones mentales pues en ella se encuentra la cabeza y por lo tanto el cerebro.

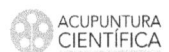
1.. Lóbulo; Punto anestesia en las extracciones dentarias, del maxilar inferior. Muy usado en estomatología. Con EA.

2.. Paladar; suelo del paladar, alteraciones en el suelo del paladar.

3.. Suelo del paladar, alteraciones en el suelo del paladar.

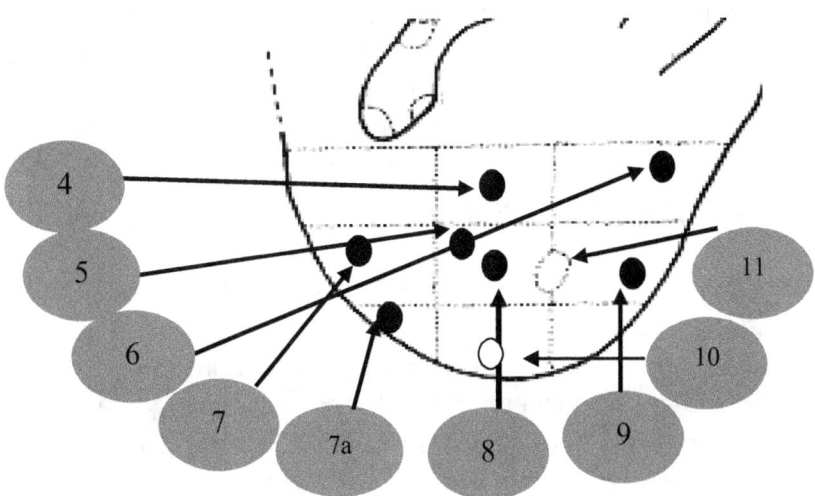

4.. Lengua; Fijando nuestro punto de mira en la lengua podemos observar la existencia de siete patologías destacables. Leucoplasia vellosa, escarlatina, candidiasis oral, glositis, lengua geográfica, síndrome de Kawasaki y liquen plano oral. Patologías Leucoplasia Vellosa, esta patología es uno de los primeros síntomas ante una infección de VIH.

5.. Maxilar superior; neuralgia del trigémino, sinusitis, odontalgias, estomatitis, traumatismos en esa zona, acné juvenil.

6.. Maxilar inferior; neuralgia del trigémino, sinusitis, odontalgias, estomatitis, traumatismos en esa zona, acné juvenil.

Los dos 7.

7.. Punto anestesia en las extracciones dentarias, del maxilar superior.

7 (a). Neurastenia, ansiedad, neuralgia del trigémino, ansiedad generalizada.

Es normal sentirse ansioso en algunos momentos. Sin embargo, la ansiedad y la preocupación excesivas y continuas que son difíciles de controlar e interfieren en las actividades diarias pueden ser signo de un trastorno de ansiedad generalizada.

Es posible padecer un trastorno de ansiedad generalizada en la niñez o en la edad adulta. El trastorno de ansiedad generalizada tiene síntomas similares **a los del trastorno de pánico, el trastorno obsesivo compulsivo y otros tipos de ansiedad**, pero todas son enfermedades diferentes. Pero se puede abordar con este punto.

8.. Ojo, todo lo que tenga que ver con este órgano, sobre todo a patologías externas, no en patologías de la vista.

9.. Oído interno; hipoacusia, acúfenos, y en general todo tipo de problemas auditivos.
10.. Amígdalas, faringitis, tengo que decir que este punto sangrado con la aguja de tres filos es muy efectivo en los dolores de garganta.
11.. Pómulo; neuralgia del trigémino, tics, parálisis, acné juvenil.

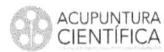
Trago.

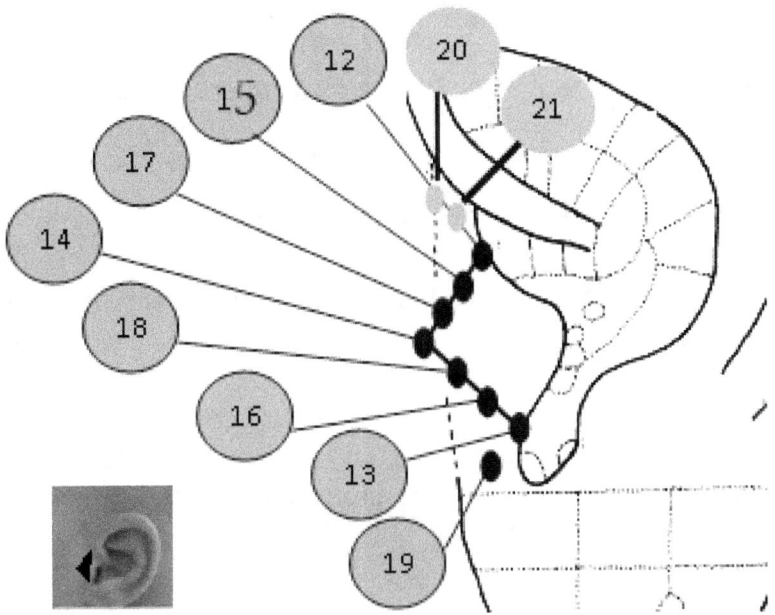

Para encontrar estos puntos tenemos que hacer un triángulo equilátero, la base sería el relieve del cartílago facial de la oreja con estos dos puntos trazaríamos el triángulo (Foto de la oreja).

12.. Conjunto nasal, analgésico y antiinflamatorio nasal. (alergias)

13.. Suprarrenales, este punto es muy importante por tener un efecto antiinflamatorio de tipo corticoide, es vasodilatador y vasoconstrictor. Si se asocia con otros puntos será importante para las crisis asmáticas, y procesos reumáticos en general, sería pues útil en todos los procesos en los cuales se les suministra glucocorticoides a los pacientes.

14.. Nariz externa.

15.. Faringe y laringe.

16.. Cara interna de la nariz, rinosinusitis. Neuralgias, se suele usar como punto complementario a otros puntos en las neuralgias faciales de todo tipo.

17.. Punto de la sed, asociado con el 18 será una de las fórmulas más indicadas para tratar la obesidad.

18.. Punto hambre, como su nombre indica calma el hambre excesiva, en medicina china diríamos fuego de estómago, bulimia.

19.. Hipotensor. Este más el 59 será los hipotensores auriculares por excelencia.

El 20 y 21 se encuentran en la raíz superior del trago.

20.. Oído externo, acúfenos, hipoacusia, y problemas del conducto auditivo externo.

21.. Cardio regulador, este es un punto tonificante y regulador cardiaco, por ello será otro de los puntos para tener en cuenta a la hora de trabajar con pacientes con problemas cardiacos.

Raíz del Trago

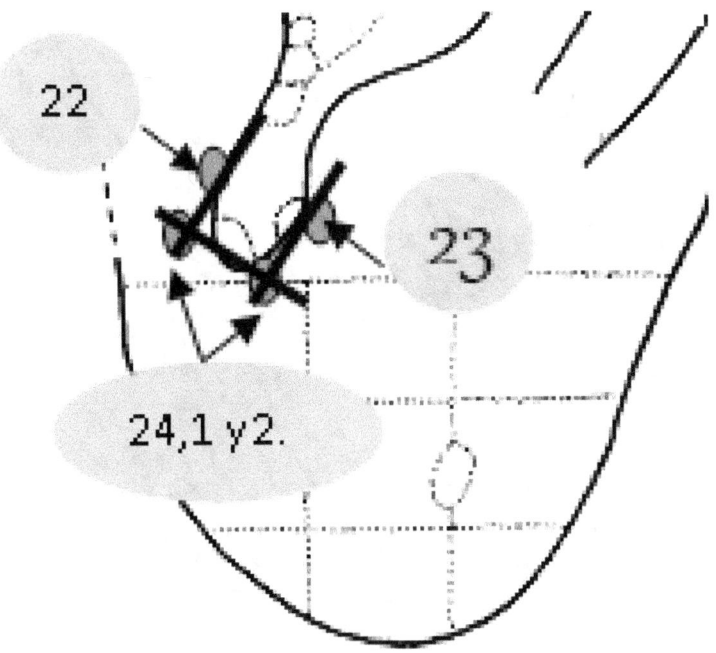

En raíz inferior del trago se encuentran estos cuatro puntos que son:

22.. Paratiroides, será pues indicado en enfermedades metabólicas, alergias, asma, bronquitis, dermopatías, enfermedades ginecológicas y del tracto urogenital, inflamaciones.

23.. Ovarios, será evidente que se utilizará en alteraciones ginecológicas de la mujer y disfunciones sexuales.

24.. representan a los ojos tanto el uno como el dos, se suele utilizar para mejorar la agudeza visual junto con el 8.

Antitrago.

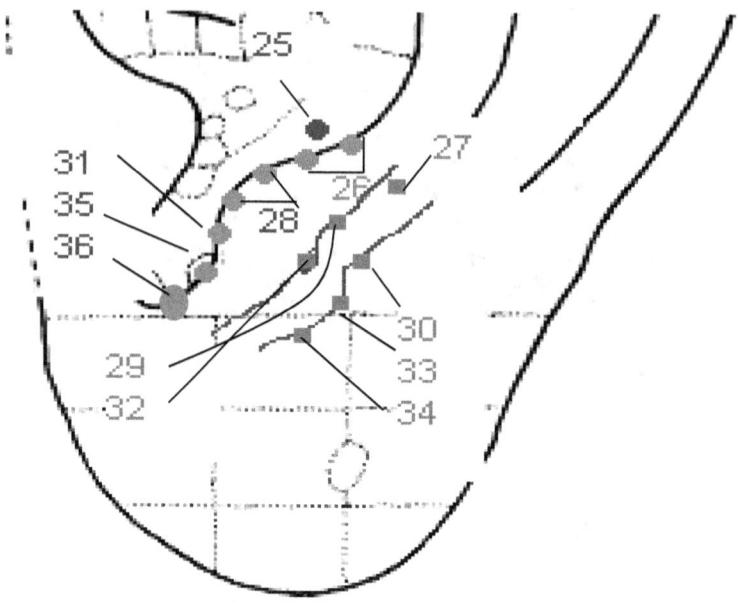

Esta zona es bastante complicada a la hora de localizar los puntos, ya que en la línea del antitrago tenemos que colocar seis puntos, y despues crear dos líneas paralelas para colocar los restantes.

25.. Ondontalgía, es evidente que será un punto indicado para los dolores dentales. (observamos que se encuentra en la zona de la concha.

26.. Cerebro, (dos puntos) tronco cerebral, será otro de los puntos más utilizados dentro de la auriculoterapia, pues trata los desordenes psiquicos en general. En psiconeuroacupuntura es uno de los puntos auriculares más veces punturado, ya que se utiliza para los trastornos psicóticos más que para los neuróticos, es útil también en lesiones postraumáticas es decir en los famosos daños sobrevenidos a nivel cerebral como son los síndromes ejecutivos, este punto junto con la craneupuntura será una herramienta ha tener presente a la hora de tratar este tipo de pacientes.

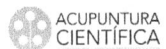
Por otro lado es utilizado también en las secuelas de la meningitis, y en patologías como la esquizofrenia, miastenia, ataxia cerebelosa.

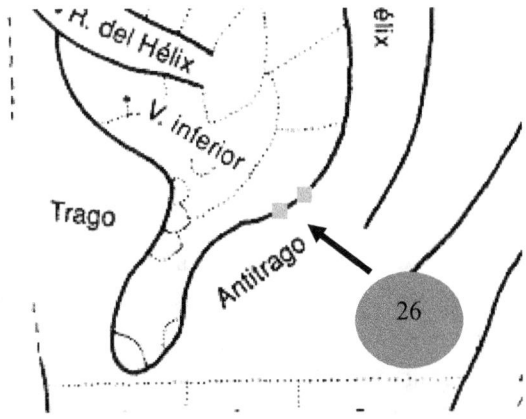

Sabemos que actúa también en casos de trastornos hipofisiarios, artritis y artrosis.

De hecho este punto si nos damos cuenta esta formado por este y por el 26 a. Que es el Tálamo, que tendrá en este caso una acción analgésica general. Ver dibujo.

27.. Faringe, laringe y odontalgía.

Hipófisis:

28.. Hipófisis, será el regulador de esta glándula, siendo esta función muy importante, también tiene indicaciones sobre el temblor y las convulsiones, se han descrito por otro lado efectos antialérgicos.

28 a. Subcortex, este complementa al 35, cortex, ver más delante.

29.. Antiasmático, otro de los grandes puntos de la Auriculoterapia ya que esta indicado en patologías respiratorias, regula el centro respiratorio, es antitusivo y antiasmático, a demás es eficaz en el prurito y en la sensación de ahogo.

30.. Occipital, dolores en la región occipital y nuca, antiflogístico, bueno en la neuroastenia, y como el anterior, tos, asma, prurito, convulsiones y temblor.

31.. Parótida, glándulas salivares, actúa sobre estas glándulas a demás de ser antipruriginoso.

32.. Vértex, Cefaleas en la región parietal y del vértex.

33.. Sien, dolores de cabeza en general y jaquecas, y alteraciones de la audición.

34.. Frente, comprende frente y nariz, dolores en estas zonas, sinusitis e insomnio.

35.. Córtex, otro de los puntos a usar, si en el caso del 26 decíamos que lo usabamos para casos psicóticos, en este caso los usaremos para casos neuróticos, estados alterados del ánimo, tranquilizante, y regula la circualción.

36.. Testiculos, orquitis, impotencia masculina.

Término neurótico y psicótico.

Los términos neurótico y psicótico se utilizan para describir condiciones o enfermedades que afectan la salud mental. Aunque neuróticos y psicóticos son relativos a la salud mental, existen diferencias entre las condiciones neuróticas y psicóticas. Los términos neurosis y psicosis a veces se usan indistintamente con trastornos neuróticos y psicóticos.

Un trastorno neurótico puede ser cualquier desequilibrio mental que cause o resulte en angustia. En general, las afecciones neuróticas no afectan ni interfieren con las funciones diarias normales, sino que crean los síntomas muy comunes de depresión, ansiedad o estrés. Se cree que la mayoría de la gente sufre algún tipo de neurosis como parte de la naturaleza humana.

Por ejemplo, algunas personas tienen miedo o no pueden hablar frente a grandes multitudes. Como resultado, cualquier situación que justifique hablar en público puede causar síntomas desde náuseas nerviosas hasta vómitos, o desde temblores hasta sudoración excesiva. Algunas personas sufren síntomas de neurosis más graves que otras, y algunas formas de neurosis son más marcadas, como el trastorno obsesivo-compulsivo. Sin embargo, la neurosis no es tan grave como la psicosis.

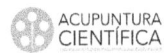
ACUPUNTURA
CIENTÍFICA

Se cree que la psicosis, o trastorno psicótico, es más un síntoma que un diagnóstico. Como término psiquiátrico, la psicosis se refiere a cualquier estado mental que afecte el pensamiento, la percepción y el juicio. Los episodios psicóticos pueden afectar a una persona con o sin una enfermedad mental. Una persona que experimenta un episodio psicótico puede tener alucinaciones, volverse paranoica o experimentar un cambio de personalidad.

Cuerpo del Antihélix

Desde luego que si hay una parte de la oreja que se utilice más en traumatología es esta sin dudas, aquí tenemos la columna la base de nuestra estática.

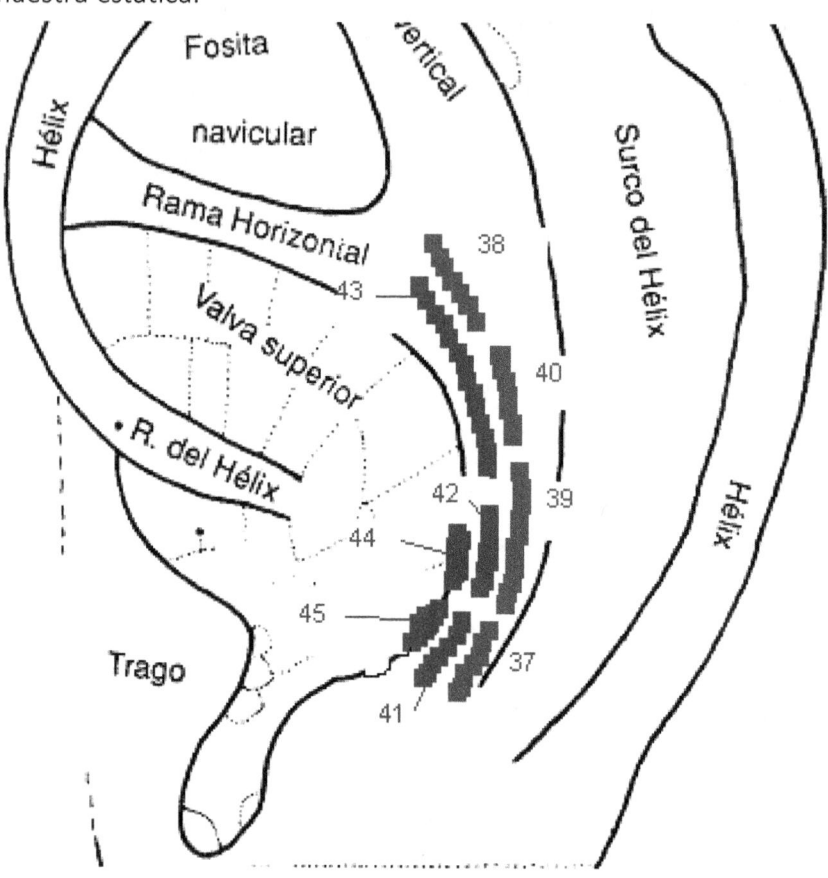

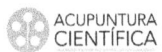
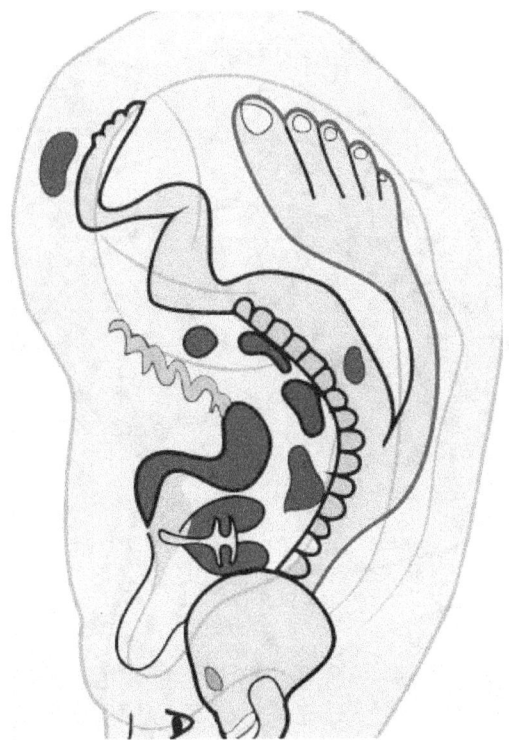

37.. Vertebras cervicales, Tratara todo aquello que tenga que ver con las cerviales, solo quiero añadir que en este caso también esta indica esta zona para el tratamiento del tunel carpiano.

38.. Sacro-coxis, ademas de lo que lógicamente representa es el mejor punto para el tratameinto de las hemorroides.

39.. Vertebras dorsales.

40.. Vertebras lumbares.

41.. Cuello.

42.. Tórax, en todo lo que haga referencia a esta zona, más los procesos dolorosos de las mamás, aunque en estas últimas se asociara con el punto 44 (mamas).

43.. Abdomen, Ascitis, distension abdominal, dolores en la zona, etc...

44.. Glándulas mamarias.

45.. Glándula tiroides, todo aquello que tenga que ver con esta glándula, por ello, tenemos que saber que es un buen punto en muchos procesos endocrino

Raíz Superior del Antihélix.

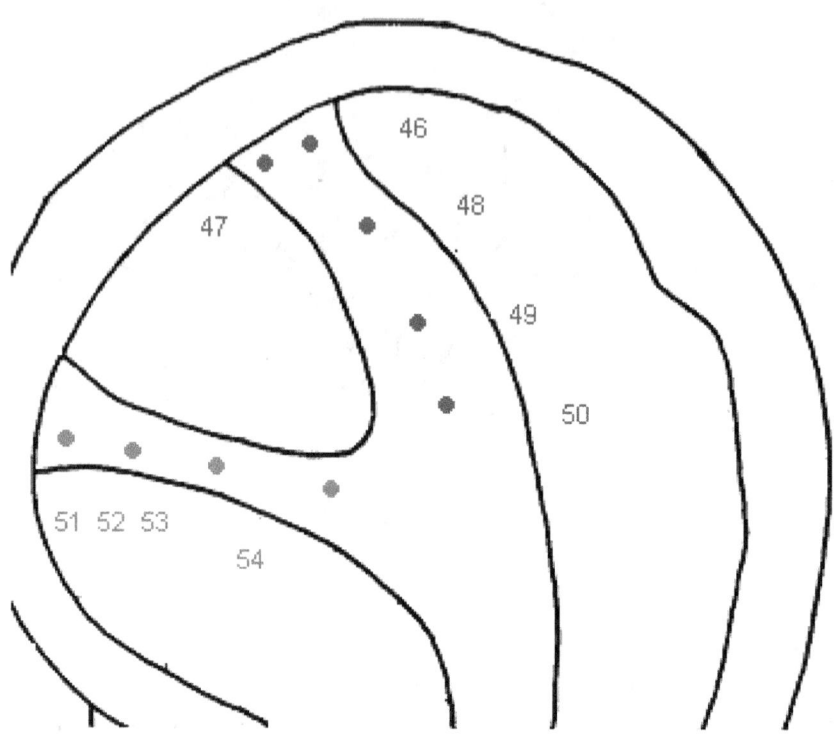

46.. Talón y tobillo.
47.. Dedos del pie.
48.. Tobillo.
49.. Rodilla.
50.. Cadera.

Raíz Inferior del Antihélix;

51.. Punto del sistema neurovegetativo, este es un punto muy usado, ya que es bueno en; procesos gastrointestinales, respiratorios, ginecológicos y de las vias urinarias. Por otro lado, tenemos que saber que es vasodilatador y eficaz en arritmias, también es bueno en las

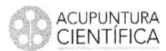
litiasis tanto renales como de vesícula, y por último y para mi más importante regula los desequilibrios neurovegetativos.

52.. Ciatalgía.

53.. Lumbago.

54.. Nalga o cara posterior del muslo.

Foseta Navicular.

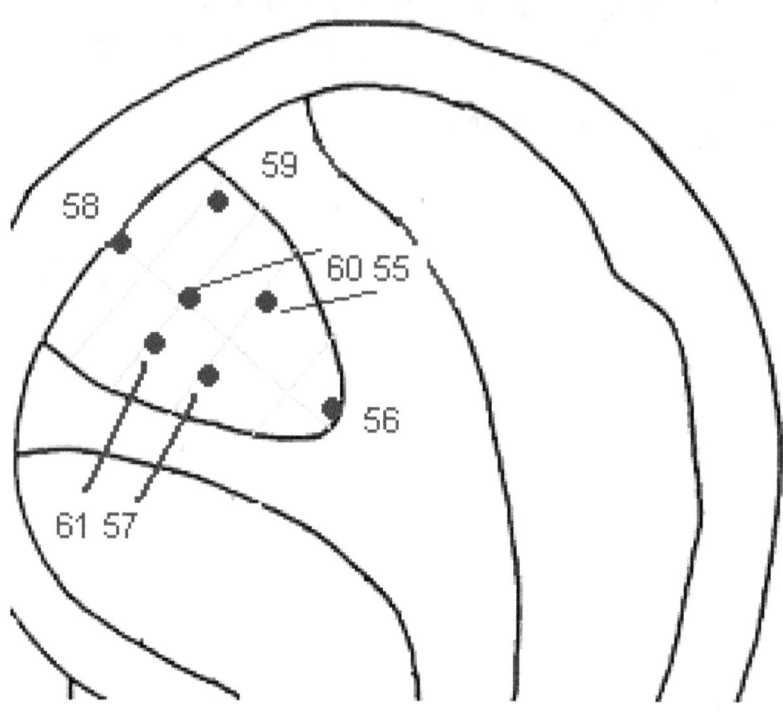

55.. Shenmen o puerta de la vida mental. Este es un **punto base** en el tratamiento en la auriculoterapia. Pues actua sobre cualquier componente psiquico que este perjudicando a la persona. Por lo tanto es un regulador emocional de amplio espectro.

56.. Cavidad pelviana, cuello uterino.

57.. Articulación coxofemoral.

58.. Útero, es bueno también para la impotencia masculina, y por supuesto todo auello que tenga que ver con el útero.

59.. Punto hipotensor.

60.. Punto hepatitis.

61.. Punto asma.

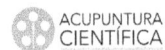

Surco del Hélix.

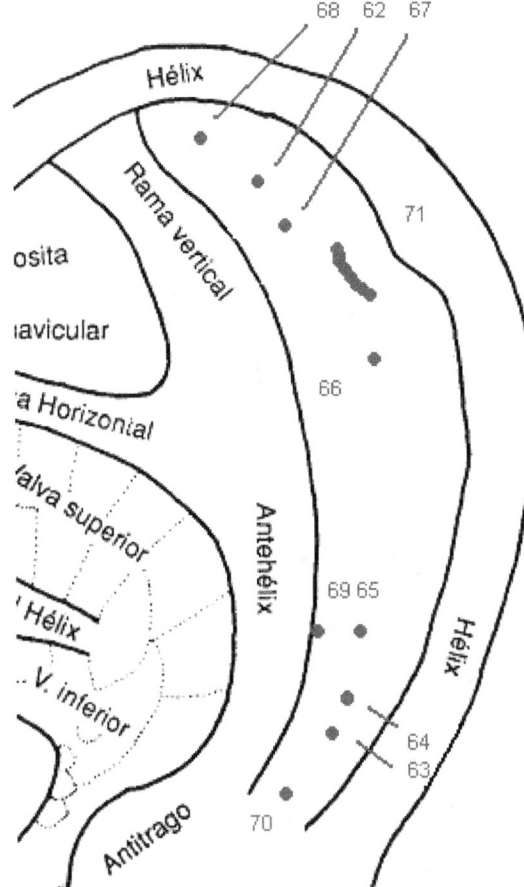

62.. Mano y dedos.
63.. Clavícula.
64..Articulación escápulohumeral.
65.. Hombro.
66.. Codo.
67.. Muñeca.

68.. Apéndice I, asociado al 73 refuerza la acción de los puntos del tercio superior de la oreja.
69.. Apendice 2, asociado al 74, refuerza el tercio medio.
70.. Apéndice 3, asociado al 75, refuerza tercio inferior.
71.. Urticaria.

Hélix.

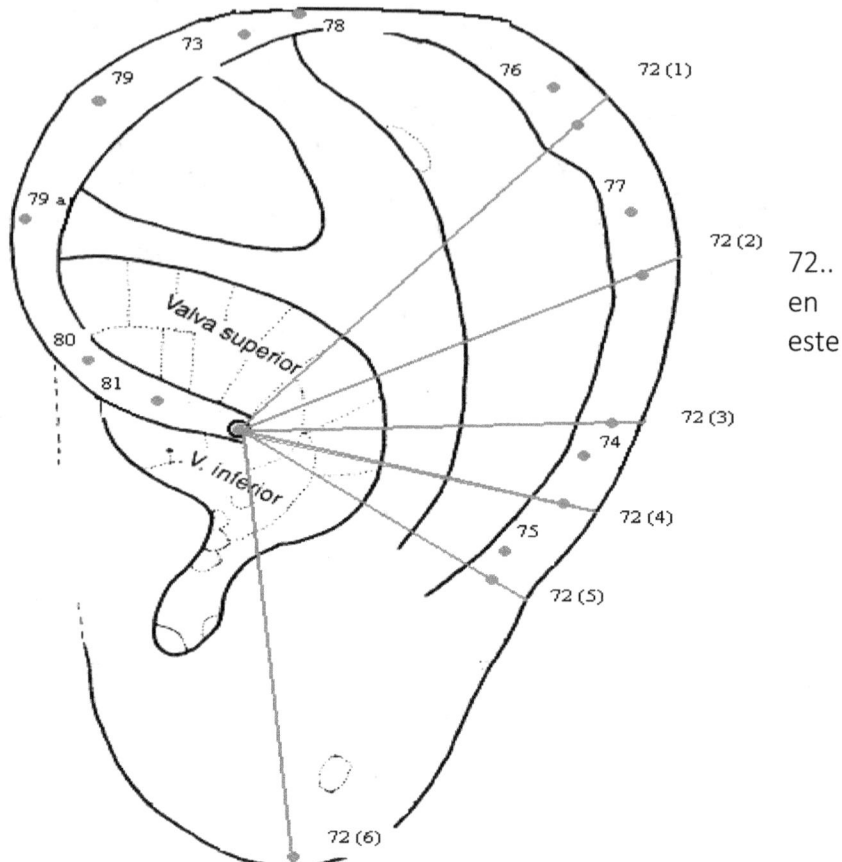

72..
en
este

punto vamos a añadir todos los subpuntos del hélix, (1,2,3,4,5,6), estos puntos son los potenciadores de los demás puntos de la oreja, potencian el sector al cual pertenecen, se utilizan como refuerzo a las terapias, por otro lado, hoy en dia cada vez más se les relaciona con patologías que tengan que ver con la piel, ya que se encuentran en la zona refleja de la misma.

73 y 74.. son los puntos de las amígdalas.
76.. Yang de hígado uno.
77.. Yang de hígado dos.
Estos dos puntos son muy eficaces en todo aquello que este bajo el dominio de la fase madera.

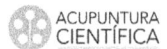

78.. es el punto llamado "cima de la oreja", se usa para tratar patologías relacinadas con la mente sobre todo es tranquilizante, por otro lado hay autores como Nogier que dicen que sirve para tratar las alergias.

79.. Genitales externos femeninos y vulva.

79 a.. Genitales externos femeninos y masculinos.

80.. genitales externos masculinos y uretra.

81.. Recto.

Evidentemente estos últimos puntos serán usados en dolencias de esas áreas.

Raíz del Hélix.

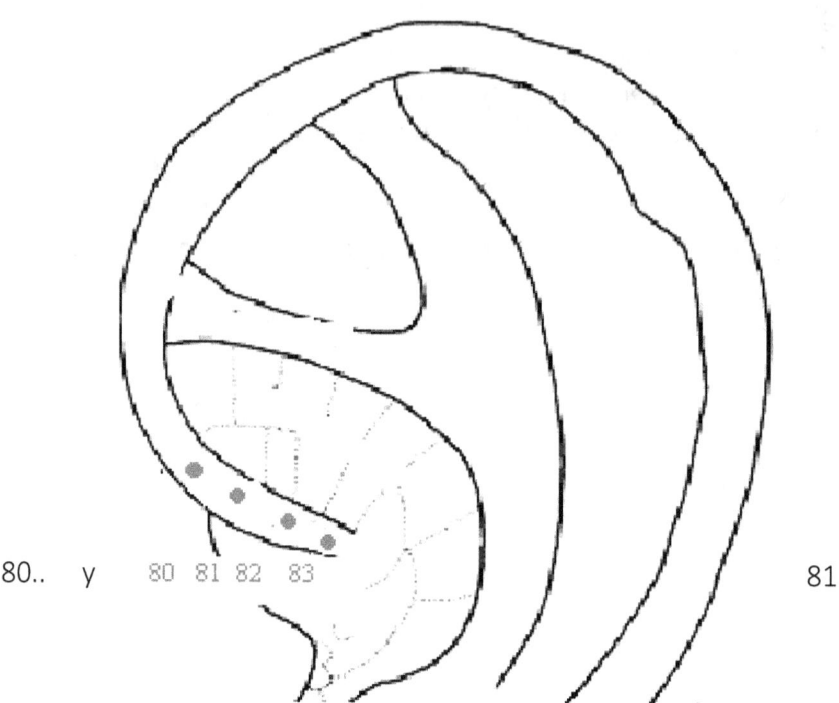

80.. y   80 81 82 83   81

descritos anteriormente.

82.. Diafragma, es un buen punto para el hipo y enfermedades del estómago y diafragma, por otro lado, hay que decir que es un buen punto para el tratamiento de las enfermedades sanguíneas.

83.. Plexo solar, es otro de los puntos a usar en los problemas gastrointestinales, y por otro lado también es un buen punto en los procesos neurovegetativos.

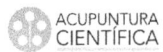

Alrededor de la raíz del Hélix.

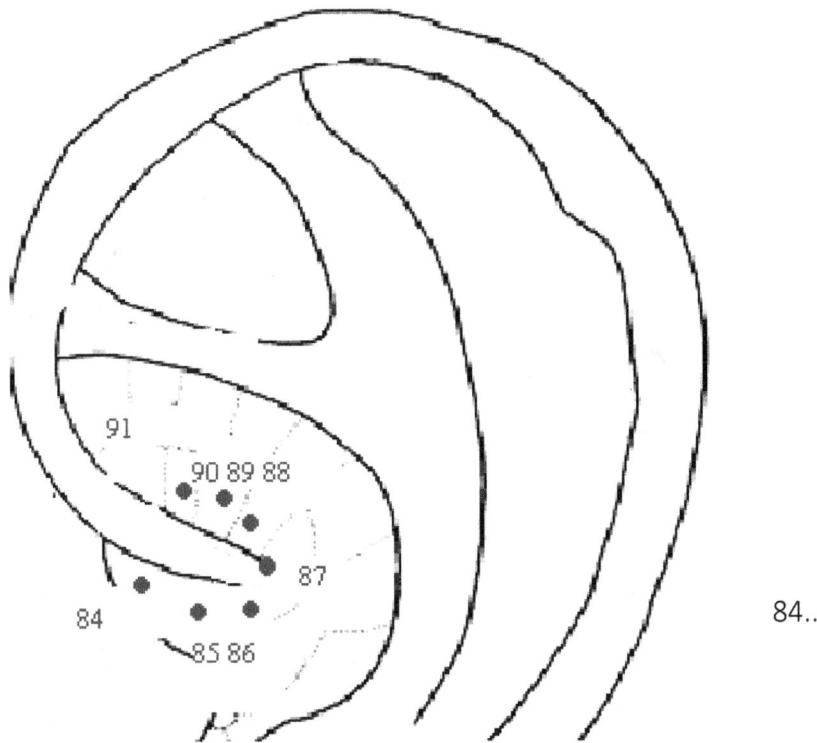

Boca, en esa zona y en el nervio trigémino.
85.. Esófago, en esa zona y en náuseas y vómitos.
86.. Cardias, dispepsias.
87.. Estómago, además será bueno en anorexia y obesidad. Y ha demostrado ser muy importante en el tratamiento de la neurastenia.
88.. Duodeno.
89.. Intestino delgado.
90.. Apéndice vermiforme.
91.. intestino grueso.

Concha Cimba.

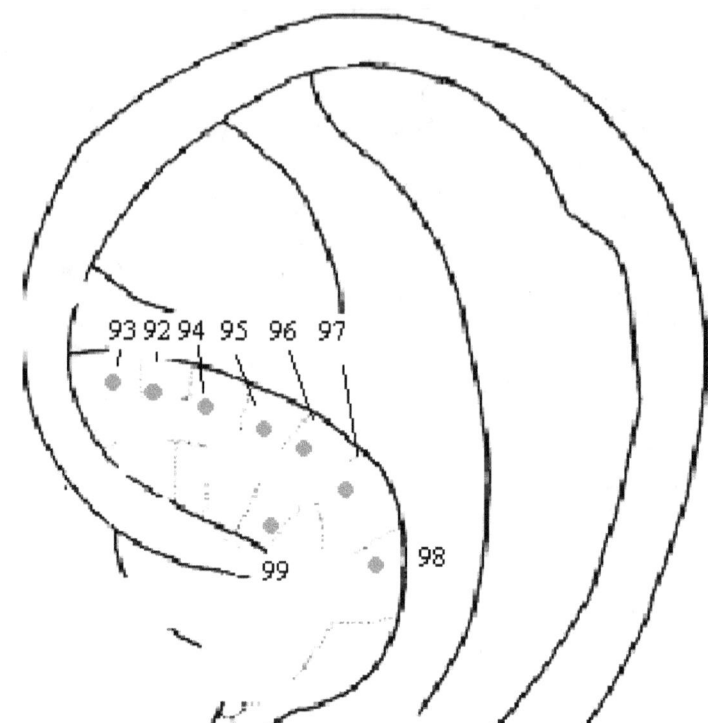

92..
Vejiga,

tenemos que añadir que además de tratar lógicamente las dolencias de la vejiga, es un buen punto para las dolencias lumbares y para la próstata.

93.. Próstata.

94.. Uretra.

95.. Riñón, también en afecciones óseas y articulares, además al pertenecer al elemento agua será útil también en alopecia, falta de audición, y aparato reproductor.

96.. Páncreas y vías biliares.

97.. Hígado, enfermedades del hígado y como pasaba con el riñón al ser madera todo aquello que controla la madera, ojos, tendones etc....

98.. Bazo, tratamiento del aparato digestivo, nefritis, insuficiencia renal, miopatías, mialgias, hemopatías, anemia.

99.. Ascitis, será bueno en cirrosis hepática y ascitis.

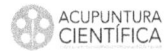
Concha Cava.

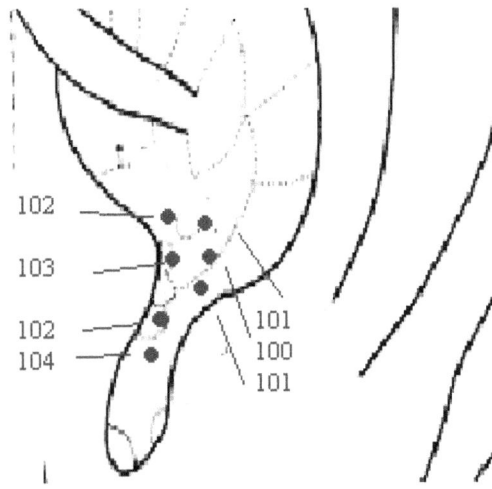

100.. Corazón.
101.. Pulmón.
102.. Bronquios.
103.. Tráquea.
104.. San Jiao.

Estos puntos evidentemente se usarán añadiendo el saber de la medicina china encunado que cada zona corresponde a una fase y cada fase tiene unas determinadas funciones.

Estos puntos pueden usarse bajo las teorías de los cinco elementos.

Corazón, pulmón, San Jiao, Riñón etc. pueden ser usados bajo la teoría de las cinco fases.

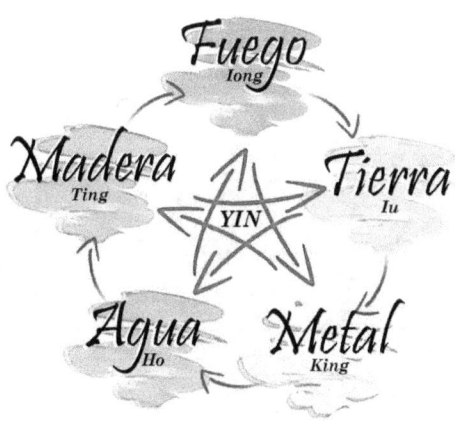

Capítulo 4. La técnica Terapéutica.

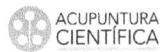

A la hora de abordar un caso en este microsistema podemos proceder de dos modos o formas diferentes y a la vez complementarias.

Uno será utilizando las teorías propias de la medicina china, en cuanto a la teoría de los cinco elementos y sus ciclos de generación, y la segunda forma será usando la fisiología oriental, es decir usando los puntos según sus indicaciones.

Protocolos.

Acupuntura auricular:

Es muy interesante usar en la practica clínica en cualquier sesión empezar usando el punto 55, "shenmmen". Tenemos que saber que casi todas las dolencias tienen un componente emocional, esto es una constante que los acupuntores debemos tener siempre presente. Por ello, este punto será muy útil.

El siguiente paso será elegir la zona afectada, por ejemplo, paciente que sufre de gastritis: Zona de Estómago.

Podemos mejorar el tratamiento del siguiente modo: Si tenemos conocimientos de medicina china, unimos a este punto su acoplado: Zona de Bazo.

Y sumaremos los puntos que tengan que ver con la sintomatología que presenta el sujeto.

¿Cómo encontrar los puntos?

Muchas personas se alarman por la complejidad de este microsistema en cuento a la localización de puntos se refiere, y esto no debe de ser un problema por el siguiente motivo, los mapas antes descritos son orientaciones topográficas, me explico, nos indican el lugar a donde más o menos se encuentra el punto, el terapeuta lo que tiene que hacer es buscar el punto con un palpador y punturar allí donde esté el punto activo.

Muchas veces podremos ver como la localización es ligeramente diferente, pues es un sistema bioenergético, es decir está vivo, y la localización dependerá de la bioenergética del individuo en cuestión. En el manejo del dolor, es decir en patología dolorosa hay que señalar que si el punto no está activo la puntura no será del todo lo efectiva que necesitamos, o deseamos.

Metodología.

Primero procederemos a la limpieza del pabellón auricular. Procedemos a la evaluación y pasaremos al tratamiento.

Profundidad de la inserción.

Depende de la evaluación, casos agudos y superficiales, la punción será superficial, y en casos crónicos profunda, nunca atravesaremos el cartílago.

El sujeto sentirá una sensación de calor, y adormecimiento de la zona, esto es buena señal, de hecho, si no se nota hay que buscar esta sensación para ello procederemos a la movilización de la aguja con giros de 120 a 180º.

¿Qué oreja escoger?

Se suele escoger la oreja dominante, "test del aplauso" y ver donde se percibe más el ruido, aunque mi experiencia y los protocolos que utilizo lo que hago es usar las dos, se potencia aún más el tratamiento.

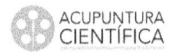
Capítulo 5. La técnica analgésica.

La técnica analgésica es muy útil para combatir los dolores osteomusculares, es muy sencilla de usar, y la vamos a describirla paso a paso.

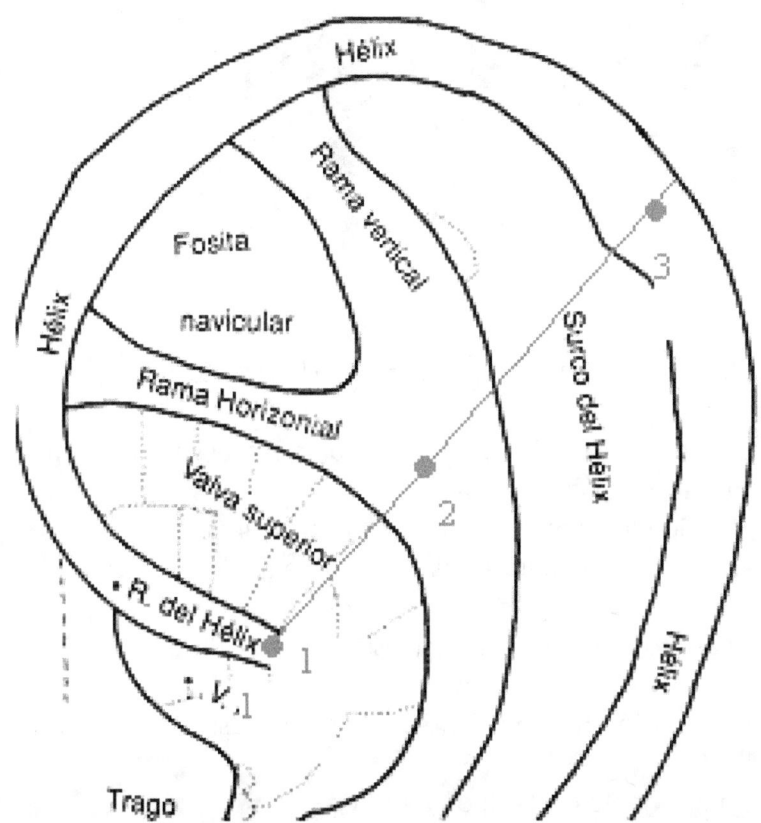

1º punturamos el punto cero de la oreja.

2º- punturamos la zona refleja dolorosa.

3º- punturamos la zona refleja de la piel que se determina uniendo los dos puntos con una línea imaginaria, y donde se proyecte en la zona de la piel ahí se aplicara la siguiente aguja.

Ejemplos:

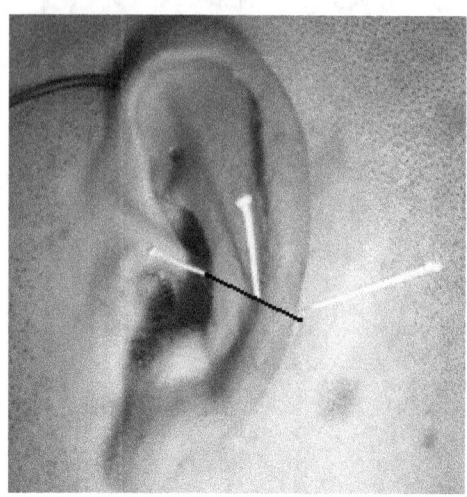 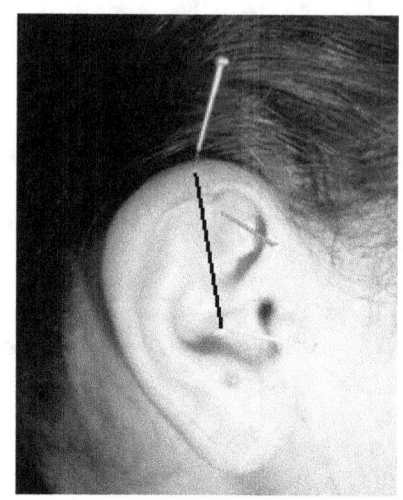

Usos y Contraindicaciones.

1- Algias (dolor) postraumática del aparato locomotor.

2- Cefalalgias.

3- Dolores postoperatorio, y en particular las algias, y trastornos reflejos de la cicatrización.

4- Recuperación funcional, después de las fracturas.

5- Neuralgias: ciática, neuralgias cervicobraquiales e intercostales, neuralgias faciales, neuralgias de la amputación.

6- Artralgias crónicas de origen artrósico.

7- Rinitis alérgica, Asma Bronquial.

8- Desintoxicación de diferentes toxicomanías: alcohol, tabaco, droga.

9- Afecciones mentales de tipo neurótico.

Contraindicaciones:

1- Mujeres embarazadas.

2- Pacientes fatigados o con hambre.

3- Pacientes graves o en caso serio de anemia.

4- En caso de excoriaciones, inflamaciones u otra lesión en la oreja.

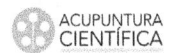
Ventajas:

1- Es de fácil manejo.
2- Se obtiene buenos y rápidos resultados.
3- Tiene pocas contraindicaciones.
4- Es económica.
5- Es valiosa para el diagnóstico de las enfermedades.
6- Se pude aplicar como medida terapéutica y preventiva.

Capítulo 6. Casos Clínicos.

A continuación, vamos a exponer diferentes casos clínicos tratados con este microsistema los nombres de los pacientes son falsos, pero sus historias y transcurso del tratamiento son reales.

Primero vamos a exponer cinco casos agudos y de fácil tratamiento;

1º caso:

Varón de 15 años.

Motivo de visita, en adelante "MV"; esguince de tobillo, de 30 minutos de evolución.

Historia, hace más o menos treinta minutos que ha sufrido una torcedura brusca del tobillo, al bajar una acera, ha sentido un "crak" o así define el ruido, y se ha producido un edema rápido, la madre lo trae a la consulta sin pasar primero por el servicio médico y descartar lesiones mayores.

Interpretación; Es evidente que el sujeto sufre un severo estancamiento de qi-xue en la zona afectada, no presenta hematoma, de momento, pero no tenemos pruebas médicas que confirmen la gravedad de la situación, me decido por usar el microsistema auricular por varios motivos, y el principal es que al no tratar la zona afectada directamente de ese modo me protejo de hacerle más daño, local, procedo pues a la búsqueda de los puntos activos.

Como era de esperar el punto 48 Tobillo estaba activo, mejor dicho, muy activo, esto es muy bueno, pues cuando más activo este el punto más efectivo será la punción, procedí a usar el punto "0" el "48" y su proyección, como en la técnica analgésica propuesta más arriba.
Y le propuse a su madre que fueran al centro de salud más próximo para descartar roturas y lesiones mayores.

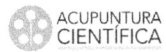
Como es un caso agudo, lo cite para el día siguiente.

Plan de tratamiento:
Una vez las pruebas demostraron que no existía gravedad en la lesión, propuse una sesión diaria, durante siete días.

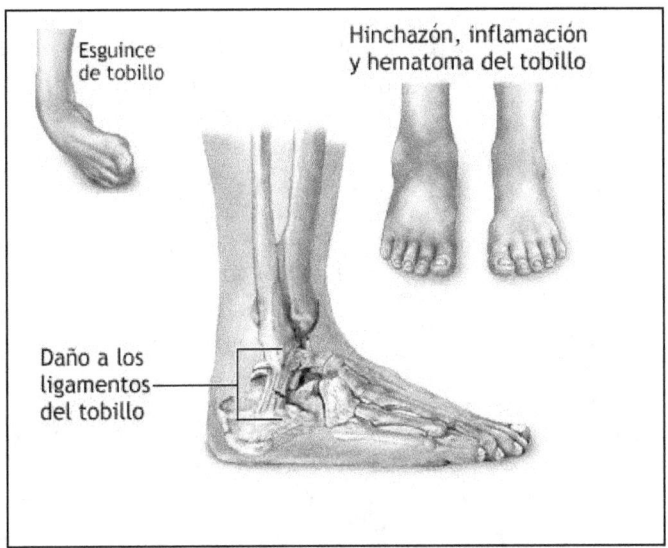

Esguince de tobillo

Hinchazón, inflamación y hematoma del tobillo

Daño a los ligamentos del tobillo

2º caso;
Varón de 23 años.

MV; esguince de tobillo, de horas de evolución.

Jugando al fútbol ha sufrido una fuerte torcedura del tobillo, como en el caso anterior no ha ido al centro de salud, en este caso no hay edema y la lesión parece que reviste menor importancia, pero aun así realizo el mismo protocolo.

Interpretación; Como en el caso anterior el sujeto sufre un severo estancamiento de qi-xue en la zona afectada, y no presenta hematoma, de momento, y como en el caso anterior no tenemos pruebas médicas que confirmen la gravedad de la situación,

Sucede lo mismo que antes el punto 48 Tobillo estaba activo, procedí a usar el punto "0" el "48".

Y le propuse como antes que fueran al centro de salud más próximo para descartar roturas y lesiones mayores.

Como es un caso agudo, lo cite para el día siguiente.

Plan de tratamiento:

En este caso, la lesión era mucho más grave que la anterior, pues lo ligamentos del tobillo estaban desgarrados, presentaba un esguince de grado II.

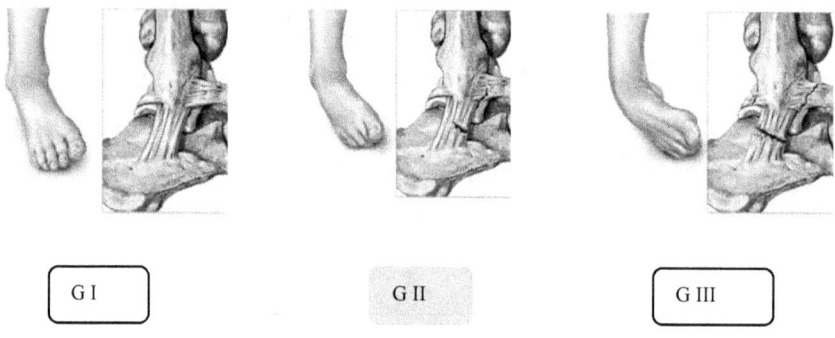

G I   G II   G III

Es evidente que no estamos ante el mismo caso que el "1", de hecho, el segundo día la presencia de hematoma era significativa, el proceder fue añadir más puntos, Punto 0, más 48, más reflejo.

Como existía afectación de los tendones añadimos, 46 que es el Talón, 97 hígado por su influencia en los tendones.

Las sesiones fueron diarias, y con ciclos de 7 días y descanso de cinco, reposo absoluto, en la sesión octava, ya no presentaba síntomas, la marcha era normal, pero aun así seguimos dos ciclos es decir 14 sesiones, pues era deportista y teníamos que ser estrictos en la mejora, para evitar recaídas.

Nota; tengo que decir que las primeras tres sesiones usen en el punto Tobillo y el O, estimulación eléctrica. "esto desinflama más rápido".

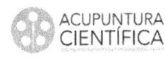
ACUPUNTURA CIENTÍFICA

AUTOR

El Profesor J.P Moltó es hoy en día uno de los mayores exponentes de la Acupuntura Científica y medicina Integrativa. Máster en Psiconeuroinmunoendocrinología (Lima) y Neuropsicología (Barcelona). Dirige el Instituto Internacional de Medicina Integrativa IICMI (Europa) España. Vicepresidente de la Asociación Iberoamericana de Acupuntura Científica. Es fundador de la disciplina PsicoNeuroAcupuntura (Convirtiéndose en Maestría Universitaria en México). Gran divulgador a nivel internacional dando formación en diferentes países. Escritor de más de 35 de libros científicos, así como artículos y ponencias en los mejores eventos internacionales.

El ICMI le da la bienvenida y agradece su interés por nuestras actividades, le informamos que puede visitar nuestras redes en:
www.iicmi.com
www.iicmi
Facebook **https://www.facebook.com/groups/1984888888403706/**
Instagram: @juanpablomolto
@somosiicmi
Wapp: +34 607861099

LIBROS DEL AUTOR

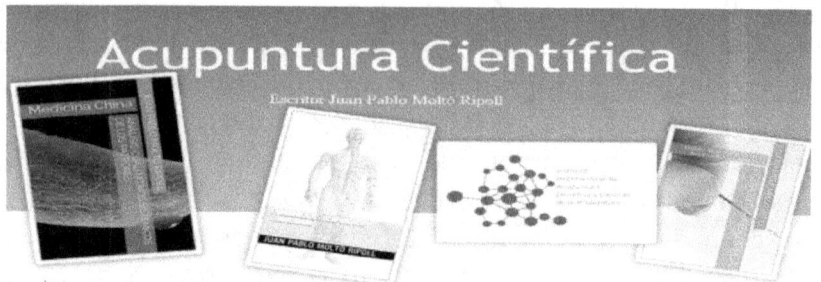

La Colección más actual sobre Acupuntura Científica.

A Continuación, voy a presentarles toda mi obra científica hasta el día de la fecha.

AÑO 2021

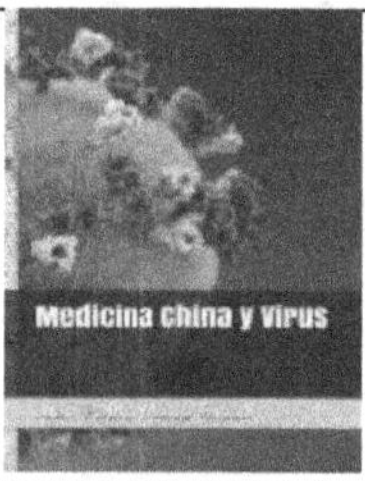 Medicina China y Virus	**Páginas:** 161 **Edición** 2021 **Precio** **Distribuido Amazon** **Papel:** 20,50€ **eBook:** 9 € **Tienda PNA:** **Papel:** 20€	Descubra como la Medicina China puede explicarnos el fenómeno de los virus. Entender las pandemias desde la perspectiva oriental y plantear tratamientos eficientes conjunto la medicina ortodoxa. Todo un tratado de virología oriental.
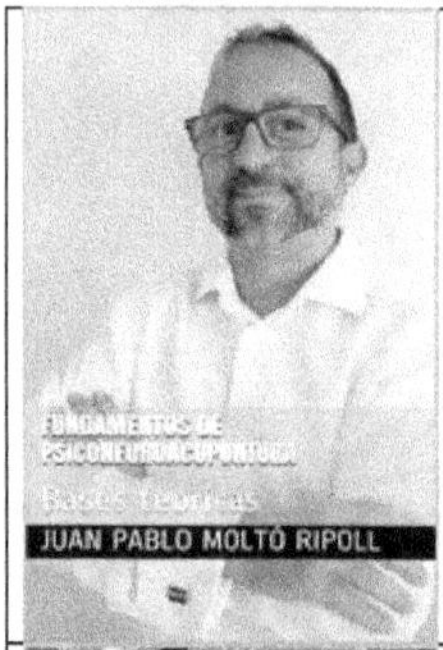 FUNDAMENTOS DE PSICONEUROACUPUNTURA Bases Teóricas JUAN PABLO MOLTÓ RIPOLL	**Páginas:** 557 **Edición** 2020 **Precio** **Distribuido Amazon** **Papel:** 40€ **eBook:** 13 € **Tienda PNA:** **Papel:** 40€	Sin duda el libro que sienta las bases en las que se sustenta la PNA. La PNA es un nuevo paradigma que ha venido para quedarse. La unión de las Neurociencias, las psicoterapias con la acupuntura Científica abren un nuevo mapa de intervención en las patologías somáticas.
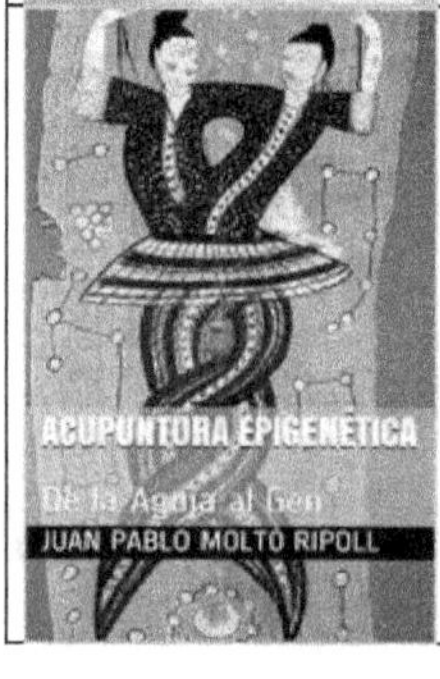 ACUPUNTURA EPIGENÉTICA De la Aguja al Gen JUAN PABLO MOLTÓ RIPOLL	**Páginas:** 175 **Edición** 2020 **Precio** **Distribuido Amazon** **Papel:** 21.28€ **eBook:** 9.79€ **Tienda PNA:** **Papel:** 15 €	La Epigenética nos explica como los estímulos externos pueden modular la expresión génica, en este trabajo uno esos conocimientos a la Acupuntura, y determino las acciones epigenéticas de la misma.

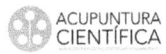

Experto en fitoterapia china con plantas occidentales	**Páginas:** **Edición:** 2020 **Precio** **Distribuido Amazon** **Papel:** 24.09 € **eBook:** 9.25 € **Tienda PNA:** **Digital:** **Papel:**	Aquí tienen el libro más innovador en fitoterapia china. ¿Por qué?, en él explico que plantas puede utilizar sin necesidad de usar las que vienen de China, es decir las de su tierra. Por otro lado, le enseñare a ver las plantas como si fueran puntos de acupuntura, y por si esto fuera poco le enseñare a formularlas bajo la teoría de los síndromes.
Acupuntura y oncología. Persona y cáncer	**Páginas:** 375 **Edición:** 2020 **Precio** **Distribuido Amazon** **Papel:** 34.85 € **eBook:** 7.54 € **Tienda PNA:** **Digital:** **Papel:**	En esta obra el profesor Moltó entrelaza la biología actual del proceso llamado cáncer con las teorías de la medicina china, buscando un modelo plausible en el cual puedan converger de forma eficiente estas dos miradas. Un intento sin igual de entender el proceso que lleva a una célula normal a convertirse en una célula patológica …
Acupuntura y Medicina Biológica Basada en Inmunorreguladores Prólogo. Dr Gustavo Country	**Páginas:** 157 **Edición:** 2020 **Precio** **Distribuido Amazon** **Papel:** 15.15 € **eBook:** 6.63 € **Tienda PNA:** **Digital:** **Papel:**	En la presente obra el profesor Moltó combinara el uso de hidrolizados (Peptonas) con las técnicas de acupuntura.
Fundamentos Acupuntura Tradicional	**Páginas:** 545 **Edición:** 2020 **Precio** **Distribuido Amazon** **Papel:** 42.22 € **eBook:** 13.35 € **Tienda PNA:** **Digital:** **Papel:**	En este libro usted tiene todas las bases teóricas en las que se sustenta esta ciencia aplicada. La PNA fue considerada e integrada en la Maestría de Ciencias de la Acupuntura en 2020, en la Universidad Estatal del Valle de Ecatepec. Desde entonces y antes ha estado desarrollándose a nivel internacional. Después de 20 años de maduración aquí tienen el trabajo que integra toda la base científica de este método

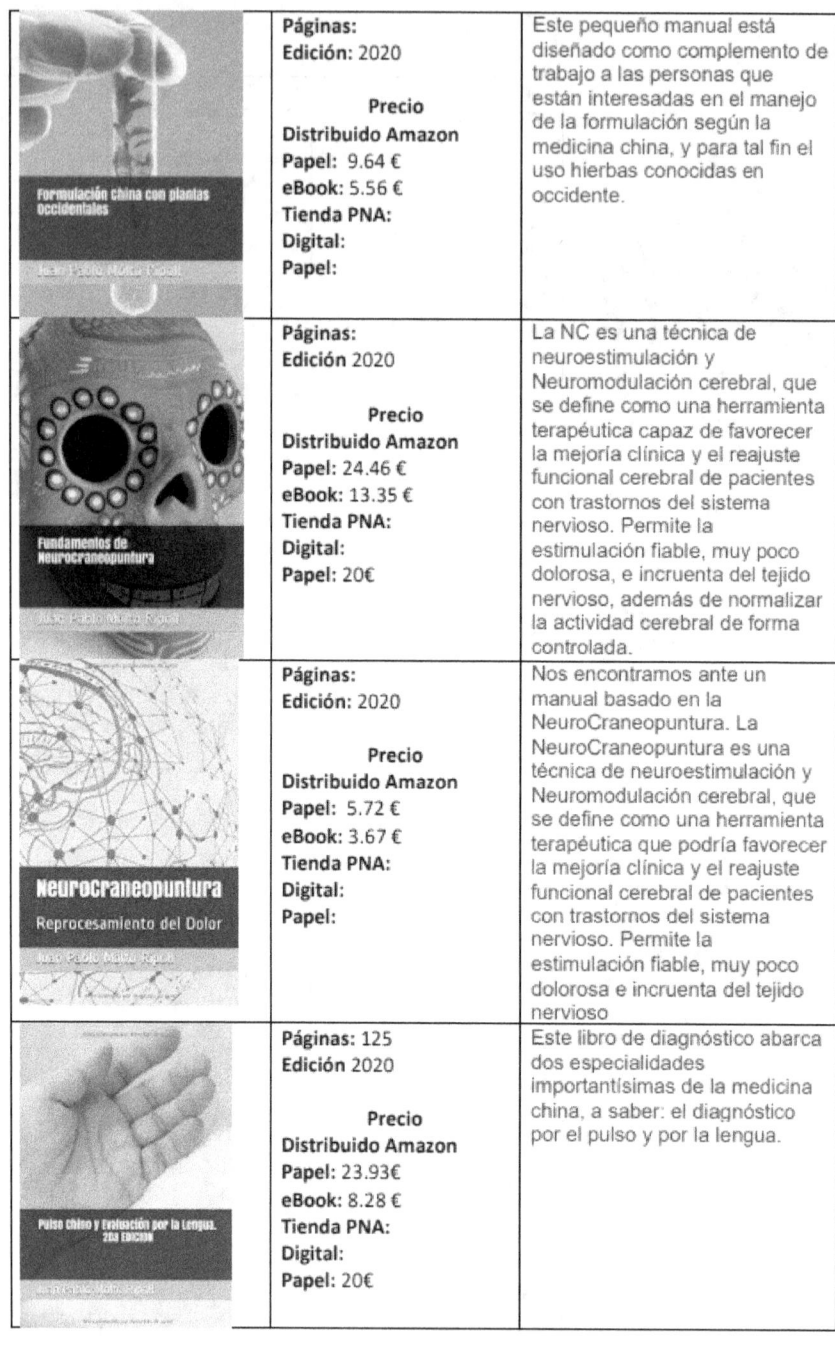

	Páginas: Edición: 2020 **Precio** **Distribuido Amazon** **Papel:** 9.64 € **eBook:** 5.56 € **Tienda PNA:** **Digital:** **Papel:**	Este pequeño manual está diseñado como complemento de trabajo a las personas que están interesadas en el manejo de la formulación según la medicina china, y para tal fin el uso hierbas conocidas en occidente.
	Páginas: Edición 2020 **Precio** **Distribuido Amazon** **Papel:** 24.46 € **eBook:** 13.35 € **Tienda PNA:** **Digital:** **Papel:** 20€	La NC es una técnica de neuroestimulación y Neuromodulación cerebral, que se define como una herramienta terapéutica capaz de favorecer la mejoría clínica y el reajuste funcional cerebral de pacientes con trastornos del sistema nervioso. Permite la estimulación fiable, muy poco dolorosa, e incruenta del tejido nervioso, además de normalizar la actividad cerebral de forma controlada.
	Páginas: Edición: 2020 **Precio** **Distribuido Amazon** **Papel:** 5.72 € **eBook:** 3.67 € **Tienda PNA:** **Digital:** **Papel:**	Nos encontramos ante un manual basado en la NeuroCraneopuntura. La NeuroCraneopuntura es una técnica de neuroestimulación y Neuromodulación cerebral, que se define como una herramienta terapéutica que podría favorecer la mejoría clínica y el reajuste funcional cerebral de pacientes con trastornos del sistema nervioso. Permite la estimulación fiable, muy poco dolorosa e incruenta del tejido nervioso
	Páginas: 125 Edición 2020 **Precio** **Distribuido Amazon** **Papel:** 23.93€ **eBook:** 8.28 € **Tienda PNA:** **Digital:** **Papel:** 20€	Este libro de diagnóstico abarca dos especialidades importantísimas de la medicina china, a saber: el diagnóstico por el pulso y por la lengua.

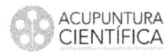

|---|---|---|
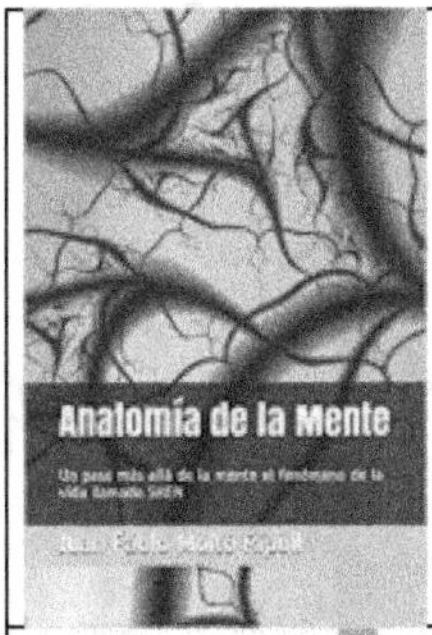	**Páginas:** 203 **Edición:** 2020 **Precio** **Distribuido Amazon** Papel: 14€ eBook: 8€ **Tienda PNA:** Digital: € Papel: €	En este ensayo intento explicar el concepto de la mente desde una perspectiva occidental, uniendo sobre todo las ultimas teorías sobre la influencia del cuerpo al proceso mental (Damasio, Porges etc...) para después introducir todo este conocimiento directamente al concepto del Shen de la cultura oriental
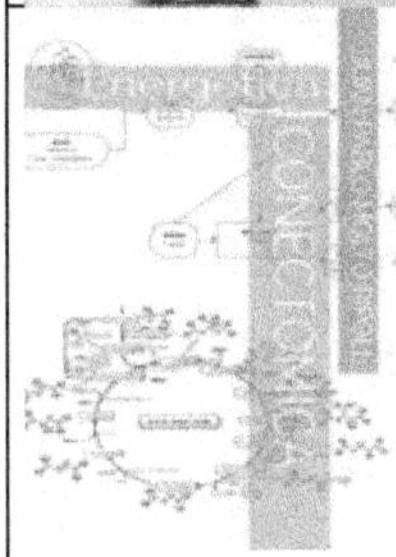	**Páginas:** 139 **Edición:** 2020 **Precio:** **Distribuido Amazon** Papel: 10 € eBook: 6.75 € **Tienda PNA:** Digital: Papel:	Libro en el cual el autor explica de forma precisa como los patrones de la MTCh se relacionan entre ellos, generado una red de conexiones que nos enseñan como el trastorno puede ir avanzando o reduciéndose. Necesario para entender la teoría sistémica de la MTCh
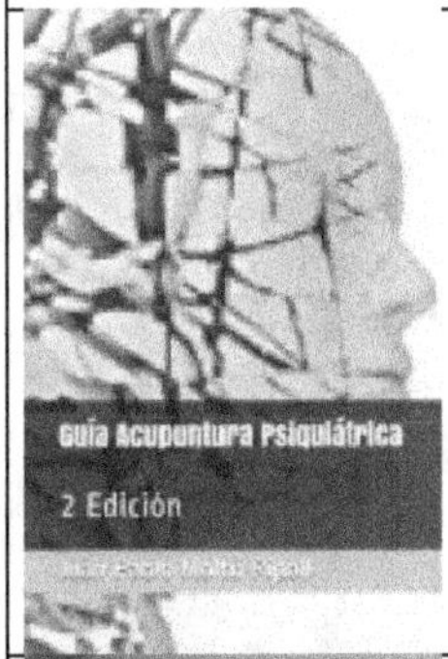	**Páginas:** 139 **Edición:** 2020 **Precio:** **Distribuido Amazon** Papel: 15.46€ eBook: 7.87 € **Tienda PNA:** Digital: Papel:	El presente trabajo quizá sea de esas herramientas imprescindibles para todo aquel clínico de la acupuntura y la psicoterapia, si lo entendemos como un manual de consulta realmente pragmático. Los puntos descritos en este trabajo están basados en un profundo estudio de toda la literatura tradicional que aborda el Shen-mente.
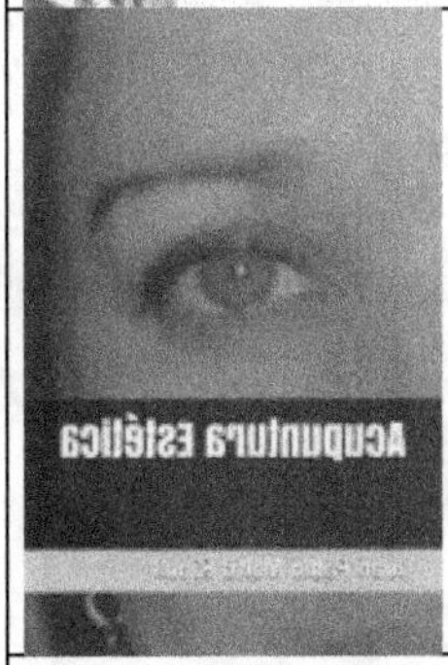	**Páginas:** 130 **Edición:** 2020 **Precio:** **Distribuido Amazon** Papel: **17.20€** eBook: 7.87 € **Tienda PNA:** Digital: Papel:	En este libro encontrar las técnicas más novedosas en el uso de la Acupuntura en el campo de la estética moderna. Sobre peso. Tratamientos de estrías Tratamiento de cicatrices Masajes especiales Lifting facial Etc...
	AÑO 2019	

	Páginas: 205 **Edición** 2019 **Precio** **Distribuido Amazon** **Papel**: 39€ **eBook**: 10 € **Tienda PNA:** **Digital:** *Libro en color*	Obra que sin duda le llevara a identificar cada patrón de la Medicina China en el análisis de una gota de sangre, a través de su coagulación.
	Páginas: 270 **Edición** 2019 **Precio** **Distribuido Amazon** **Papel**: 13.21€ **eBook**: 4.43 € **Tienda PNA:** **Digital:** **Papel:**	Manual en el cual el autor explica de forma sencilla la forma de desarrollar tres aproximaciones terapéuticas específicas para regular el organismo. Enseñara como aprender a desarrollar fórmula desde el conocimiento teórico.
	Páginas: 160 **Edición** 2019 **Precio** **Distribuido Amazon** **Papel**: 18€ **eBook**: 8€ **Tienda PNA:** **Digital:** € **Papel**: 15€	Explico como la Neuroinflamación afecta a la conducta y cómo la Acupuntura puede modularla, y así intervenir en la conducta.
	Páginas: 167 **Edición** 2019 **Precio** **Distribuido Amazon** **Papel**: 15€ **eBook**: 8€ **Tienda PNA:** **Digital:** € **Papel**: 10€	En este trabajo, expongo los diferentes acercamientos que existen para explicar los efectos de la acupuntura. A nivel: Molecular, PNIE, Neurológico. Etc...

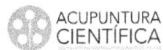
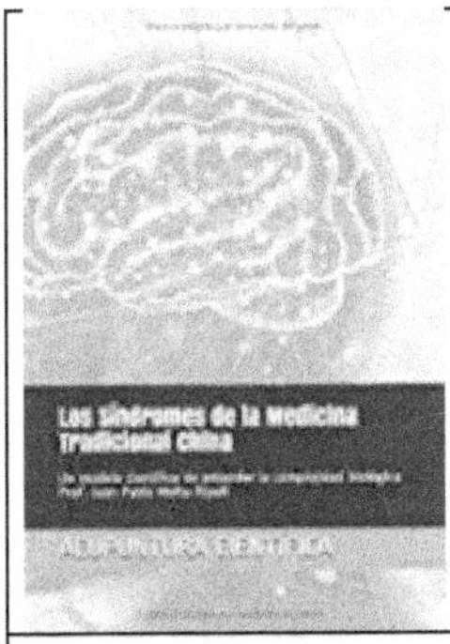	**Páginas**: 172 **Edición** 2019 **Precio** **Distribuido Amazon** Papel: 13€ eBook: 8€ **Tienda PNA:** **Digital**: € **Papel**: 10€	En esta obra presento de forma ordenada todos los síndromes/patrones comunes en la Medicina Tradicional China, imprescindible para la práctica de la Acupuntura.
	AÑO 2018	
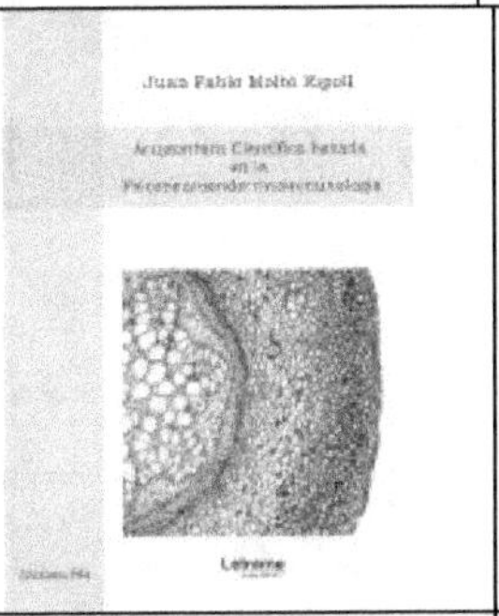	**Páginas**: 553 **Edición**: 2018 **Precio** **Tienda PNA.** **Papel**: 30€ **Digital**: 12€ Editorial Letreame	La Psiconeuroinmunoendocrinología es el marco conceptual más cercano a la MTC, es por ello por lo que en este trabajo explico todas sus bases.
	AÑO 2015	
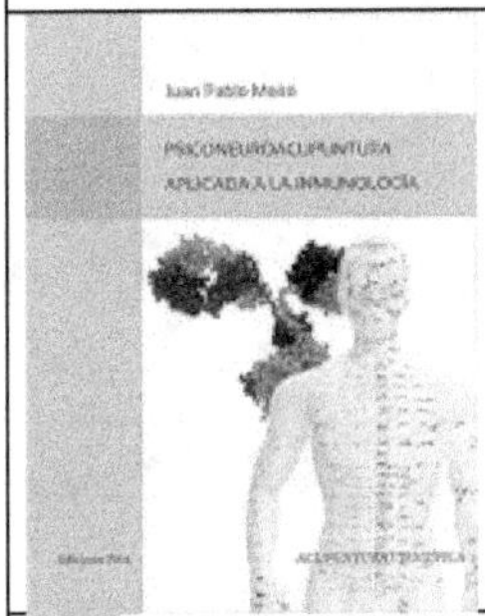	**Páginas**: 270 **Edición** 2015 **Precio** **Distribuido Amazon** Papel: 31€ eBook: NO disponible **Tienda PNA:** **Digital**: 27€ **Papel**: 30€	Conocer como la inmunología se puede modular con acupuntura, es un paso decisivo en la resolución de muchas patologías actuales, por ejemplo, las autoinmunes o los procesos oncológicos entre otros.
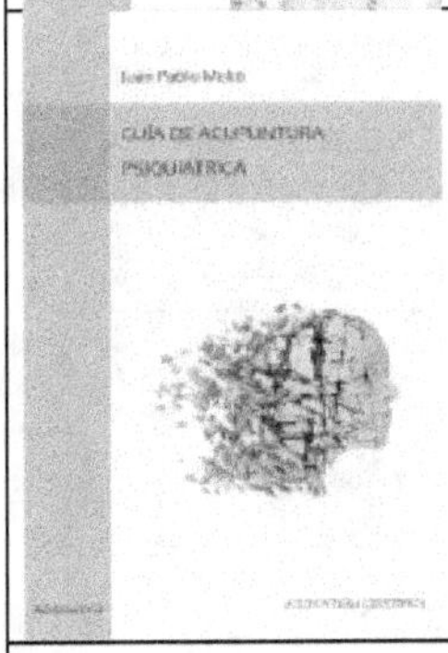	**Páginas**: 140 **Edición** 2015 **Precio** **Distribuido Amazon** Papel: 16.70€ eBook: NO disponible **Tienda PNA:** **Digital**: € **Papel**: €	En este libro se explican que puntos son los más utilizados en Psicología y Psiquiatría. Desde una mirada de la sistemática de la medicina China.
	AÑO 2012	

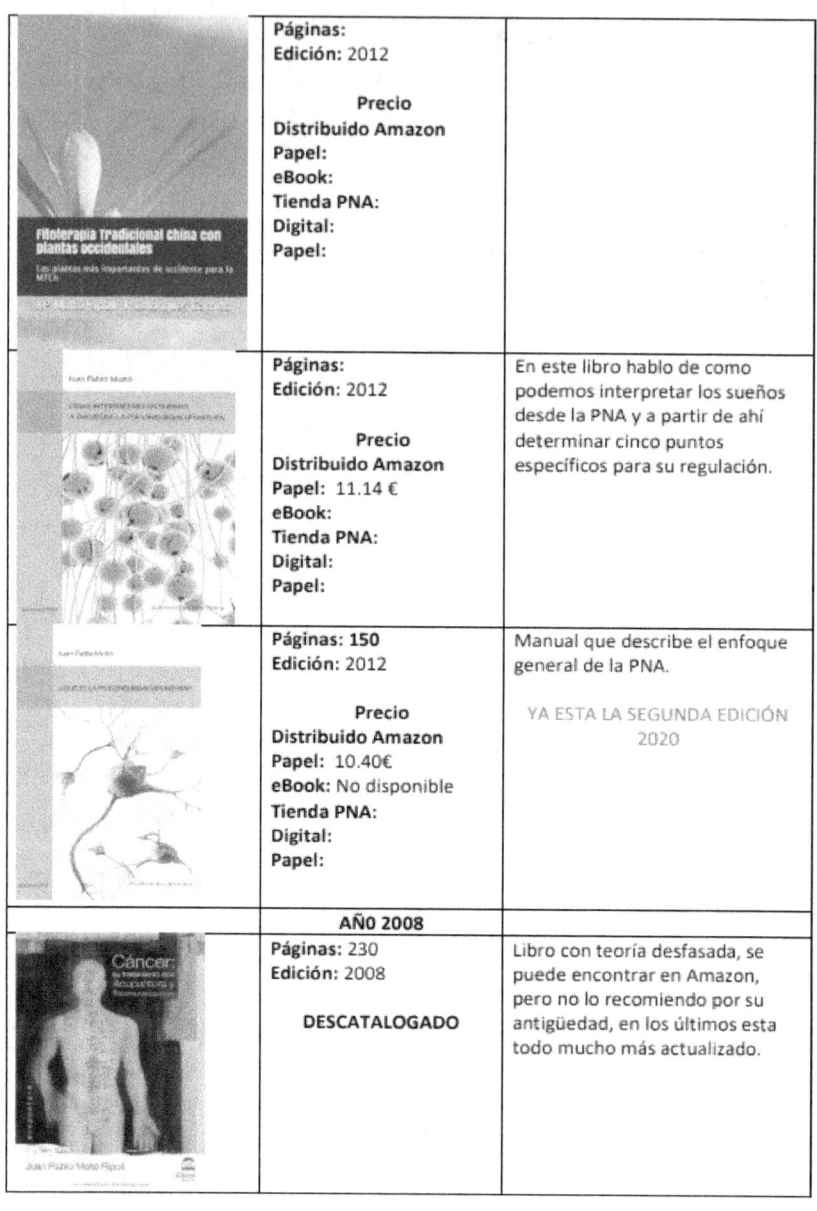

	Páginas: **Edición:** 2012 **Precio** **Distribuido Amazon** **Papel:** **eBook:** **Tienda PNA:** **Digital:** **Papel:**	
	Páginas: **Edición:** 2012 **Precio** **Distribuido Amazon** **Papel:** 11.14 € **eBook:** **Tienda PNA:** **Digital:** **Papel:**	En este libro hablo de como podemos interpretar los sueños desde la PNA y a partir de ahí determinar cinco puntos específicos para su regulación.
	Páginas: 150 **Edición:** 2012 **Precio** **Distribuido Amazon** **Papel:** 10.40€ **eBook:** No disponible **Tienda PNA:** **Digital:** **Papel:**	Manual que describe el enfoque general de la PNA. YA ESTA LA SEGUNDA EDICIÓN 2020
	AÑO 2008	
	Páginas: 230 **Edición:** 2008 **DESCATALOGADO**	Libro con teoría desfasada, se puede encontrar en Amazon, pero no lo recomiendo por su antigüedad, en los últimos esta todo mucho más actualizado.

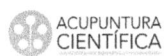

	Páginas: 230 Edición: 2008 DESCATALOGADO	Libro con teoría desfasada, se puede encontrar en Amazon, pero no lo recomiendo por su antigüedad, en los últimos esta todo mucho más actualizado.
	Páginas: 230 Edición: 2008 DESCATALOGADO	Libro con teoría desfasada, se puede encontrar en Amazon, pero no lo recomiendo por su antigüedad, en los últimos esta todo mucho más actualizado.
	AÑO 2005	
	Páginas: 150 Edición: 2005 DESCATALOGADO	Libro con teoría desfasada, se puede encontrar en Amazon, pero no lo recomiendo por su antigüedad, en los últimos esta todo mucho más actualizado.
28 libros escritos		

¿Cómo conseguir los ejemplares?

https://www.amazon.com/s?k=Juan+Pablo+Moltó&ref=nb_sb_noss_2

www.psiconeuroacupuntura.com

En estos dos enlaces tienen al acceso al material en:

AMAZON: Kindle (a un click) o Tapa blanda. Si lo quiere en papel en MAZON recuerde: seleccione el país suyo. Amazon.es - Amazon.mx etc...

En el www. psiconeuroacupuntura solo sirve en tapa blanda a España y Portugal en digital a todo el mundo.

INFO: WAPP +34 607861099 y de asesoramos.

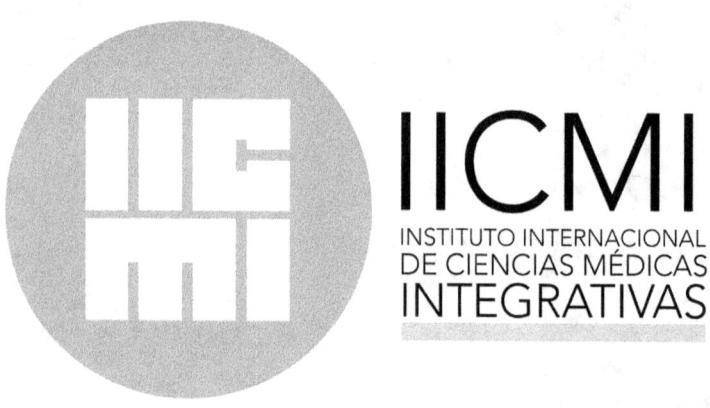

TERMINADO EN BENILLOBA 10 DICIEMBRE 2022
Publicado 8 marzo 2023

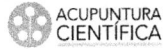

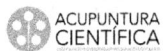

www.ingramcontent.com/pod-product-compliance
Lightning Source LLC
Chambersburg PA
CBHW071030220526
45467CB00004B/1608